ACTA BIOLOGICA ET MEDICA GERMANICA

Zeitschrift für funktionelle Biowissenschaften

Band 41
Heft 7/8 · 1982

ISSN 0001-5318
Acta biol. med. germ., Berlin **41** (1982) 7/8, 593–734
EVP 48,–M 31002

AKADEMIE-VERLAG
BERLIN

Aufnahmebedingungen

1. Die ACTA BIOLOGICA ET MEDICA GERMANICA, Zeitschrift für funktionelle Biowissenschaften, publiziert Arbeiten aus den Fachgebieten Biochemie, Molekular- und Zellbiologie, Physiologie, (einschließlich Pathophysiologie), Pharmakologie und Immunbiologie. Es werden nur Arbeiten angenommen, die nicht an anderer Stelle mit demselben Inhalt veröffentlicht oder zur Veröffentlichung angeboten werden. Der Autor verpflichtet sich nach Annahme, die Arbeiten an keine anderen Stelle zu veröffentlichen.

2. Die Arbeit muß wissenschaftlich wertvoll sein. Bestätigungen bekannter Tatsachen, Versuche und Beobachtungen ohne positives Ergebnis werden, wenn überhaupt, nur in kürzester Form aufgenommen. Nicht aufgenommen werden Polemiken und spekulative Arbeiten, falls sie nicht wesentlich neue Gesichtspunkte enthalten.
   Die Arbeiten sollen den Charakter wissenschaftlicher Originalarbeiten haben. Als solche gelten alle Mitteilungen, die zur vorwärtsführenden Erweiterung des Erkenntnisstandes auf den genannten Fachgebieten führen. Originalarbeiten sollen 20 Manuskriptseiten nicht überschreiten. Kurzmitteilungen werden bei der Drucklegung zeitlich bevorzugt; sie dürfen 5 Manuskriptseiten nicht überschreiten. Als Kurzmitteilung gelten solche Arbeiten, in denen über neue Ergebnisse berichtet wird, ohne Details einer Originalarbeit zu enthalten.
   Besonders aktuelle Untersuchungsergebnisse können in kurzer Form (bis 4 Seiten) im Offsetverfahren publiziert werden, wofür reproduktionsreife Manuskripte erforderlich sind. In Form von Übersichtskarten (Reviews) werden Artikel entgegengenommen, die zu aktuellen Gebieten einen Überblick geben, in dem Fakten dargestellt, besprochen und kritisch bewertet werden.

3. Die Arbeiten müssen so kurz als möglich abgefaßt werden und in einem druckreifen Zustand geschrieben sein. Einleitung (Problematik), Methodik, Befunde und Diskussion sollen deutlich in Erscheinung treten. Der Arbeit ist eine Zusammenfassung der wesentlichsten Ergebnisse voranzustellen, wobei bei deutschsprachigen Manuskripten auch eine englische Übersetzung notwendig ist.
   Arbeiten werden in Deutsch, Englisch und Russisch angenommen. Die Manuskripte sind in zweifacher Ausfertigung einzureichen. Bei Manuskripten in deutscher Sprache ist die Schreibweise des „Duden" verbindlich; bei eingedeutschten Wörtern ist die „KZ"-Schreibweise anzuwenden.
   Von den Abbildungen sind 2 Kopien sowie 1 Satz reproduktionsreife Vorlagen beizufügen. Genaue Hinweise zur Manuskriptgestaltung sind von der Redaktion der Zeitschrift anzufordern und unbedingt einzuhalten. Manuskripte, die diesen Bedingungen nicht entsprechen, gehen unbearbeitet zur Revision an den Autor zurück.

4. Die Arbeiten werden im Sofortumbruch gesetzt; Korrekturen in Form von Streichungen bzw. Zusätzen sind daher in der Umbruchkorrektur nicht zulässig.

5. Manuskripte sind an die Redakton der ACTA BIOLOGICA ET MEDICA GERMANICA, DDR-1115 Berlin/Buch, Lindenberger Weg 70, zu senden.

6. Von jeder Originalarbeit werden kostenlos 80 Sonderdrucke geliefert.

Chefredaktion/Herausgeber

Zeitschrift ACTA BIOLOGICA ET MEDICA GERMANICA

Herausgeber: Prof. Dr. R. Baumann, Prof. Dr. H. Dutz, Prof. Dr. A. Graffi, Prof. Dr. F. Jung, Prof. Dr. O. Prokop, Prof. Dr. S. M. Rapoport.

Verlag: Akademie-Verlag, DDR-1086 Berlin, Leipziger Straße 3–4; Fernruf: 2236221 oder 2236229; Telex-Nr.: 114420; Bank: Staatsbank der DDR, Berlin, Kto.-Nr.: 6836-26-20712.

Chefredaktion: Prof. Dr. Heinz Bielka, Prof. Dr. Werner Scheler.

Anschrift der Redaktion: DDR-1115 Berlin-Buch, Lindenberger Weg 70. Fernruf: 3 46 21 01.

Veröffentlicht unter der Lizenznummer 1318 des Presseamtes beim Vorsitzenden des Ministerrates der Deutschen Demokratischen Republik.

Gesamtherstellung: VEB Druckerei „Thomas Müntzer", DDR-5820 Bad Langensalza.

Erscheinungsweise: Die Zeitschrift erscheint monatlich. Die 12 Hefte eines Jahrganges bilden einen Band. Bezugspreis je Heft 35,– M (Preis für die DDR: 24,– M); Bandpreis 420,– M zuzüglich Versandspesen (Preis für die DDR 288,– M).

Bestellnummer dieses Heftes: 1053/41/7–8

AN (EDV) 50117

ACTA BIOLOGICA ET MEDICA GERMANICA

Herausgeber:
R. Baumann, H. Dutz,
A. Graffi, F. Jung,
O. Prokop, S. M. Rapoport

Schriftleitung:
H. Bielka, W. Scheler

Zeitschrift für funktionelle Biowissenschaften **Band 41 1982 Heft 7/8**

Acta biol. med. germ., Band 41, Seite 593–600 (1982)

Sektion Tierproduktion und Veterinärmedizin der Karl-Marx-Universität Leipzig, Wissenschaftsbereich Tierbiochemie, 701 Leipzig, DDR

Perinatale Entwicklung der Aktivität der Glukose-6-phosphatase und Fruktose-1,6-diphosphatase in der Leber des Schweines

E. Grün und Doris Heyne

(Eingegangen am 9. November 1981; nach Revision am 1. Februar 1982)

Zusammenfassung

Bei 69 Schweinefeten im letzten Drittel der Trächtigkeit (vom 80.–114. Tag), bei 47 Ferkeln von der Geburt bis zu einem Alter von 4 Wochen (Säugeperiode) sowie bei 10 Schlachtschweinen wurde die Aktivität der Glukose-6-phosphatase (G6Pase) und Fruktose-1,6-diphosphatase (FDPase) im Homogenat der Leber bestimmt.
Die G6Pase ist von einem frühen Zeitpunkt an in der fetalen Leber nachweisbar und zeigt im Verlaufe der Trächtigkeit einen ständigen Anstieg. Bei neugeborenen Ferkeln tritt in den ersten Lebensstunden eine rapide Zunahme der Enzymaktivität auf, welche während der ersten Lebenswoche bestehen bleibt. Danach tritt eine Rückkehr auf das Geburtsniveau ein, welches auch bei Schlachtschweinen anzutreffen ist.
Die FDPase-Aktivität bleibt während der fetalen Entwicklung konstant. Nach der Geburt tritt im Verlaufe der 1. Lebenswoche eine langsame Zunahme der Enzymaktivität ein. Dieses Niveau bleibt während der Säugeperiode bestehen, erhöht sich aber weiter bis zur Schlachtreife der Schweine.
Die Rolle von Hormonen für die Entwicklung der beiden Enzyme im perinatalen Zeitraum wird dargelegt. Wahrscheinlich ist Thyroxin für die pränatale Zunahme der Aktivität beider Enzyme verantwortlich. Der starke postnatale Anstieg der G6Pase-Aktivität könnte durch den hohen Kortisolgehalt bei der Geburt ausgelöst werden; dabei könnte dem Glukagon eine unterstützende Rolle zukommen.

Einleitung

Für die unmittelbare Freisetzung von Glukose aus der Leber spielt das Enzym Glukose-6-phosphatase (G6Pase) eine wesentliche Rolle, während die Fruktose-1,6-diphosphatase (FDPase) eine wichtige Schlüsselstellung für die Bereitstellung von Glukose aus der Glukoneogenese besitzt. Das Verhalten beider Enzyme in der Leber des Schweines im perinatalen Zeitraum verdient im Hinblick auf das Auftreten der Hypoglykämie der Ferkel besonderes Interesse und soll im folgenden näher dargelegt werden. Der Schwerpunkt dieser Untersuchungen liegt dabei auf der Analyse der pränatalen Entwicklung der Enzymaktivitäten in der Leber von Schweinefeten im letzten Drittel der Trächtigkeit, da hierzu nur wenige Befunde [1—4] vorliegen.

Material und Methodik

Insgesamt wurden 69 Feten beiderlei Geschlechts, die von 21 Sauen stammten, für die Untersuchungen herangezogen; sie wurden am 80., 100. (98.—102.), 106. sowie 112. bzw. 114. Tag der Trächtigkeit (Gesamtdauer 115 Tage) durch Sectio caesarea entbunden. Weiterhin wurden 47 Ferkel von der Geburt bis zu einem Alter von 4 (3—5) Wochen in die Untersuchungen einbezogen. Diese Versuchstiere wurden unter normalen Stallbedingungen zusammen mit der Muttersau gehalten und hatten bis zum Zeitpunkt der Tötung Gelegenheit zur Milchaufnahme. Vergleichsweise wurden 10 Schlachtschweine im Alter von 7 Monaten, die im Rahmen anderer Versuche geschlachtet wurden [5], in die Auswertung einbezogen. Das Vorgehen bei der Tötung der Tiere, der Entnahme und Aufbereitung der Leber und der Herstellung des Homogenats sowie der Durchführung der Enzymaktivitätsbestimmung erfolgte entsprechend der Angaben bei Wolf und Gürtler [6]. Im Ergebnis methodischer Überprüfungen wurde jedoch der Meßansatz für die Bestimmung der FDPase-Aktivität modifiziert (Erhöhung der FDP-Konzentration von 0,43 auf 2,0 mMol/l).
Die statistische Auswertung der Versuchsergebnisse — Berechnung von Mittelwerten und Standardabweichung der einzelnen Altersgruppen und Prüfung auf Unterschiede zwischen den Mittelwerten mittels t-Test — erfolgte nach Angaben von Weber [7].

Ergebnisse und Diskussion

Im Hinblick auf die Bedeutung, die der Glukoneogenese bei neugeborenen Ferkeln zukommt, war es von Interesse, die Entwicklung der glukoneogenetischen Enzyme in der fetalen Leber zu verfolgen, die für die unmittelbare Bereitstellung der Glukose notwendig sind. Darüber hinaus wurde das Verhalten beider Enzyme auch bei neugeborenen Ferkeln während der Säugeperiode und vergleichsweise bei Schlachtschweinen verfolgt, um einen Überblick über die unmittelbar nach der Geburt einsetzenden Veränderungen der Enzymaktivitäten und eine Vergleichsmöglichkeit mit bisher bereits vorliegenden Ergebnissen [1—4, 6, 8—12] zu erhalten.
Das Verhalten der G6Pase-Aktivität in der Leber des Schweines im Verlaufe der fetalen und postnatalen Entwicklung ist in Abb. 1 dargestellt. Daraus ist zu entnehmen, daß das Enzym zu Beginn des letzten Drittels der Trächtigkeit (80. Tag der Trächtigkeit) nachweisbar ist, jedoch nur noch eine geringe Aktivität aufweist, welche ca. ein Viertel der zur Geburt vorhandenen ausmacht. Während der Fetalentwicklung steigt die G6Pase-Aktivität allmählich vom 80. bis zum 112. Tag der Gravidität um das 1,5fache ($p < 0{,}001$) an. Dabei ist bereits zwischen 80. und 100. Tag der Gravidität ein signifikanter Anstieg ($p < 0{,}01$) zu

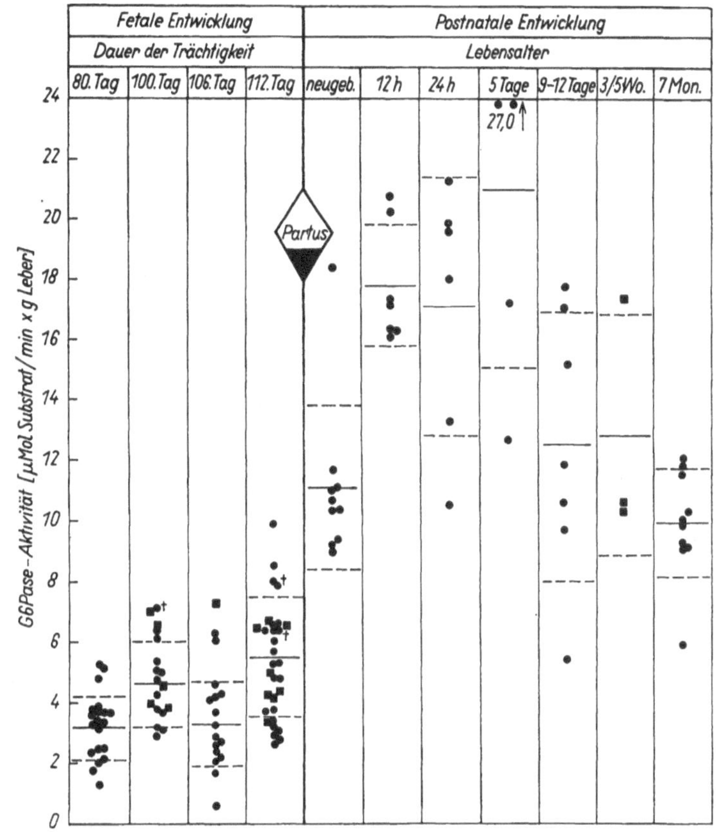

Abb. 1. Verhalten der G6Pase-Aktivität in der Schweineleber während der fetalen und postnatalen Entwicklung.

Jedes Symbol repräsentiert ein Tier; die durchgezogenen Linien (———) in jeder Gruppe geben den Mittelwert, die gestrichelten (------) den 1s-Bereich an. Die Feten, bei denen bereits im Verlaufe des Versuches der Tod eingetreten war, sind mit † gekennzeichnet. Kontrolltiere, die im Verlaufe der Prüfung des Hormoneinflusses auf die Enzymaktivitäten [21, 22] mit physiologischer Kochsalzlösung behandelt wurden, sind mit ■ bezeichnet.

beobachten. Nach den Feststellungen von Živkova [1] ist das Enzym bereits in der Frühträchtigkeit (36. Tag) vorhanden und steigt allmählich bis zum Ende der Trächtigkeit an. Dabei tritt im Zeitraum vom 60.—110. Tag der Gestation eine etwa 3fache Zunahme [1, 4], in der letzten Fetalwoche eine weitere Verdoppelung bis zur Geburt ein [1, 2], wie dies auch in den vorliegenden Untersuchungen festgestellt wurde.

Ferkel, die sofort nach der Geburt getötet wurden, zeigten eine im Mittel 2fach höhere Aktivität gegenüber den Schweinefeten am 112. bzw. 114. Tag der Gravidität. Die Erhöhung der G6Pase-Aktivität erfolgt unmittelbar nach der Geburt sehr schnell, so daß innerhalb des 1. Lebenstages ein Maximum in Höhe des 2fachen Geburtswertes erreicht wird ($p < 0{,}001$), welches bis zum 5. Lebenstag bestehen bleibt (Abb. 1). Die steile Aktivitätszunahme in den ersten 24—48 Lebensstunden wurde auch von anderen Autoren [2, 3, 6, 11] beobachtet. In der

Folgezeit schließt sich eine Abnahme der G6Pase-Aktivität in der Leber an, so daß bei 9—12 Tage alten Ferkeln das Geburtsniveau erreicht wird, welches auch bei 4 Wochen alten Ferkeln und Schlachtschweinen besteht (Abb. 1). Die spezifische Aktivität des Enzyms weist eine gleichartige Entwicklung auf. Dies entspricht im wesentlichen den Beobachtungen der genannten Autoren [1—3, 6, 11, 12].

Insgesamt gesehen zeigt die G6Pase-Aktivität eine mit der Aktivität der Glykogenphosphorylase in der Leber des Schweines weitgehend parallel verlaufende Entwicklung [1, 3, 13]. Der mit dem Ende der Trächtigkeit beginnende und nach der Geburt deutlich ausgeprägte Anstieg der Aktivität dieser Enzyme ist daher im Zusammenhang mit der Steigerung der Glykogenolyse nach der Geburt zu sehen. Die hohe Enzymaktivität begünstigt die Bereitstellung von Glukose aus dem vor der Geburt angelegten Glykogenspeicher in der Leber, wodurch — zusammen mit der Aufnahme der Kolostralmilch — der postnatal auftretende Anstieg des Blutzuckerspiegels bedingt ist.

Im Gegensatz dazu entwickelt sich die FDPase-Aktivität in der Leber des Schweines nur langsam. Das Verhalten des Enzyms während der fetalen und postnatalen Entwicklung spiegelt Abb. 2 wider. Daraus ist zu ersehen, daß am 80. Tag der Trächtigkeit die FDPase-Aktivität ebenso hoch wie die G6Pase-Aktivität ist.

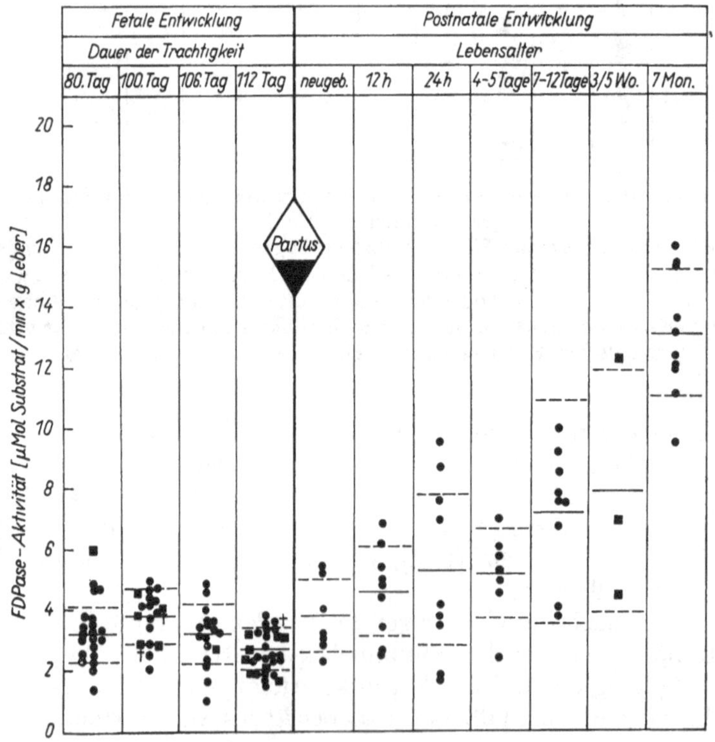

Abb. 2. Verhalten der FDPase-Aktivität in der Schweineleber während der fetalen und postnatalen Entwicklung.
Bedeutung der Symbole wie in Abb. 1

Diese geringe Enzymaktivität, welche ca. ein Viertel der bei Schlachtschweinen vorhandenen ausmacht, bleibt in der fetalen Schweineleber vom 80. bis 112. Tag der Gravidität annähernd konstant. Im vorliegenden Material bestand lediglich in der Leber von Schweinefeten am 100. Tag der Trächtigkeit eine höhere Enzymaktivität ($p < 0{,}01$) als zu den anderen Zeitpunkten der fetalen Entwicklung. Das dürfte darauf zurückzuführen sein, daß im Zeitraum vom 100. bis zum 112. Tag der Trächtigkeit eine zunehmende Einlagerung von Glykogen in die Leber erfolgt, so daß bei Bezug auf Leberfrischgewicht bei konstanter Enzymaktivität eine Abnahme derselben am 106. bzw. 112. Tag der Gravidität vorgetäuscht wird. Da in diesem Zeitraum auch eine Abnahme des Proteingehalts der Leber eintritt, kommt es tatsächlich vom 100. bis zum 112. Tag der Trächtigkeit zu einer Verdoppelung der spezifischen Aktivität des Enzyms.

Ferkel, die sofort nach der Geburt getötet wurden, besaßen in der Leber eine FDPase-Aktivität, welche bereits 30% ($p < 0{,}05$) höher lag als bei Schweinefeten 2 bis 3 Tage vor der Geburt. Postnatal steigt die FDPase-Aktivität langsamer als die G6Pase-Aktivität an, so daß erst bei den 7—12 Tage alten Ferkeln die Enzymaktivität das Doppelte des Geburtswertes ($p < 0{,}01$) erreicht. Diese Zunahme hält auch in der Folgezeit an, so daß bei 7 Monate alten Schlachtschweinen eine 3fach höhere FDPase-Aktivität ($p < 0{,}001$) in der Leber vorhanden ist als bei den neugeborenen Ferkeln. Die spezifische Aktivität des Enzyms zeigt postnatal eine analoge Entwicklung. Diese Befunde entsprechen prinzipiell früheren Beobachtungen von Swiatek et al. [3] (s. auch [6, 8—10]). Demgegenüber wird von Mersmann [2] eine stärkere Erhöhung der FDPase-Aktivität in den ersten Lebenstagen mit Rückkehr zum Geburtsniveau am 60. Lebenstag beschrieben. Wie bereits früher hervorgehoben wurde [6], dürfte dieses Verhalten der FDPase-Aktivität als Zeichen für die zunehmende Ausprägung der glukoneogenetischen Kapazität der Leber anzusehen sein, welche bedingt, daß Ferkel erst nach der 1. Lebenswoche über eine ausreichende Fähigkeit zur Glukoneogenese verfügen.

Über die Mechanismen, die diese Veränderungen auslösen, bestehen z. Zt. nur geringe Kenntnisse. Die hormonelle Kontrolle der Enzymentwicklung besitzt jedoch für das Auftreten der Glykogenolyse und Glukoneogenese in der Leber eine wichtige Rolle, wie die bei Rattenfeten und neugeborenen Ratten vorgenommenen Experimente bewiesen haben [14—16].

Im Ergebnis ihrer Beobachtungen kommen Greengard und Dewey [14, 17] zu dem Schluß, daß für die fetale Entwicklung der G6Pase Thyroxin den wichtigsten Stimulus darstellt, da die Schilddrüse am 17./18. Tag der Trächtigkeit ihre Funktion aufnimmt. Von Porterfield [18] wird demgegenüber Thyroxin keine solche Bedeutung zugemessen, sondern der Einfluß des Wachstumshormons hervorgehoben, dessen Sekretion zu diesem Zeitpunkt der Entwicklung beginnt. Für die postnatale Zunahme der Enzymaktivität wird der drastischen Änderung des Glukagon-Insulin-Verhältnisses (Abnahme des Insulin- und Zunahme des Glukagongehalts im Blutplasma nach der Geburt) eine entscheidende Bedeutung zugemessen [14, 15, 17], wobei weniger die initiale Hypoglykämie als vielmehr die Erhöhung der Aktivität des sympathischen Nervensystems zur Geburt den auslösenden Faktor darstellt [15].

Bei der Ermittlung des Thyroxingehalts im Blutserum von Schweinefeten stellten wir fest, daß sowohl Würfe mit hohem als auch solche mit niedrigem endogenem Thyroxinspiegel auftreten [19]. Dies dürfte Ausdruck unterschiedlicher Eiweißversorgung der Muttersauen sein, da deren Eiweißmangelversorgung zu einer ver-

Tabelle 1

Verhalten der G6Pase- und FDPase-Aktivität in der Leber von Schweinefeten verschiedenen Gestationsalters bei hohem bzw. niedrigem endogenem Thyroxinspiegel

Altersgruppe	Thyroxingehalt[1]) (ng/ml)	G6Pase	FDPase
		(µMol gebildetes P_a/min · g FG)	
106. Tag der Trächtigkeit	(6) 84 ± 4	(4) 1,8 ± 0,9	(4) 3,2 ± 0,6
	(9) 18 ± 10	(2) 2,7; 3,3	(2) 1,7; 2,2
112. Tag der Trächtigkeit	(4) 159 ± 24	(4) 5,0 ± 0,5	(4) 3,0 ± 0,4
	(9) 11 ± 5	(5) 3,1 ± 0,5[a]	(3) 2,3 ± 0,3[b]

[1]) Nach BRENNER et al. [19]

Signifikanter Unterschied zwischen den Gruppen [a]) $p < 0{,}01$ bzw. [b]) $p < 0{,}05$

ringerten Zunahme des Thyroxingehalts im Blut ihrer Feten führt [20]. Das Verhalten der beiden Enzyme in der Leber dieser Feten gibt Tab. 1 wieder. Daraus wird ersichtlich, daß der unterschiedliche endogene Thyroxinspiegel am 106. Tag der Trächtigkeit ohne deutlichen Einfluß auf die Aktivität beider Enzyme ist, jedoch 3 Tage vor der Geburt mit weiter angestiegenem Thyroxinspiegel eine signifikante Erhöhung der Aktivität beider Enzyme bei den Feten eingetreten ist. In Analogie zu den Befunden bei der Ratte kann daher angenommen werden, daß Thyroxin, welches sich in den letzten Tagen der Trächtigkeit erhöht [19], für die pränatale Zunahme der Aktivität der G6Pase — evtl. auch der FDPase, deren spezifische Aktivität zunimmt — verantwortlich ist.

Bei Schweinefeten wird durch eine vorzeitige Geburt eine Zunahme der G6Pase-Aktivität ausgelöst, während die FDPase-Aktivität unverändert bleibt [11]; ACTH-Zufuhr ist dabei ohne zusätzlichen Einfluß auf beide Enzyme. Metyrapon, welches die Kortisolbildung hemmt, bedingt jedoch eine Hemmung des Anstiegs der G6Pase-Aktivität am 2. Lebenstag, ist aber ohne Einfluß auf die FDPase-Aktivität [11]. Der postnatale Anstieg sowohl der G6Pase-Aktivität als auch der FDPase-Aktivität [8] kann durch Aktinomyzin D gehemmt werden. Glukagon besitzt einen mit zunehmendem Gestationsalter stärker werdenden induzierenden Einfluß auf die G6Pase-Aktivität, ist jedoch ohne Wirkung auf die FDPase-Aktivität der fetalen Leber. ACTH, Dexamethason und Insulin sind bei Schweinefeten ohne Einfluß auf beide Enzyme. Dexamethason bedingt jedoch bei neugeborenen Ferkeln eine deutliche Steigerung der Aktivität beider Enzyme. Dieser Effekt ist bei 5—6 Tage alten Ferkeln, bei denen eine maximale Erhöhung der Aktivität beider Enzyme vorliegt, nicht mehr festzustellen, wie von uns durchgeführte Experimente ergeben haben [21, 22].

Der unmittelbar nach der Geburt eintretende starke Anstieg der G6Pase-Aktivität könnte daher durch den bei der Geburt vorhandenen hohen Kortisolspiegel [23] ausgelöst werden. Inwieweit Kortisol an der wesentlich langsameren postnatalen Zunahme der FDPase-Aktivität beteiligt ist, bleibt fraglich. Kortisol und Thyroxin haben dabei einen synergistischen Effekt, wobei die Thyroxinwirkung wahrscheinlich der der Glukokortikosteroide vorangehen muß, wie unlängst für Enzyme des Harnstoffzyklus von Ratten gezeigt wurde [24]. Glukokortikosteroide besitzen dabei einen permissiven Effekt für die Glukagonwirkung auf Enzyme des Harnstoffzyklus [25], wie dies auch für die Regulation der Glukoneogenese bekannt ist [26]. Unter diesem Gesichtspunkt dürfte die pränatale Zunahme des Kortisolgehaltes die steigende Wirksamkeit des Glukagons bei den Schweinefeten mit fortschreitender Trächtigkeit bedingen, wodurch Glukagon den prä- und unmittelbaren postnatalen Anstieg der G6Pase-Aktivität unterstützt.

Literatur

[1] Živkova, J.: Životnov. nauki, Sofia, **5**, No. 6, 21 (1968)
[2] Mersmann, H. J.: Am. J. Physiol. **220**, 1297 (1971)
[3] Swiatek, K. R., K.-L. Chao, H.-L. Chao, M. Cornblath u. J. T. Tildon: Biochim. biophys. Acta **222**, 145 (1970)
[4] Sologub, L. J., S. J. Kusen' u. V. O. Bilevič: Ukr. biokhim. Zh. **41**, 580 (1969)
[5] Domel, G.: Dissertation, Promotion A. Karl-Marx-Universität Leipzig, Fakultät für Agrarwissenschaften/Veterinärmedizin 1979
[6] Wolf, H., u. H. Gürtler: Acta biol. med. germ. **29**, 369 (1972)
[7] Weber, E.: Grundriß der biologischen Statistik. 7. Aufl. Fischer, Jena 1972
[8] Kolb, E., E. Grün, Ch. Schineff u. U. Schmidt: Arch. exp. Vet. Med. **33**, 177 (1979)
[9] Kolb, E., K.-V. Brenner, Ch. Schineff, U. Schmidt u. Ch. Weber: Arch. exp. Vet. Med. **33**, 191 (1979)
[10] Uhlig, G., u. E. Kolb: Arch. exp. Vet. Med. **33**, 225 (1979)
[11] Martin, R. J., J. A. Patt u. R. J. Eberhart: Proc. Soc. exp. Biol. Med. **144**, 603 (1973)
[12] van den Hende, C., E. Muylle u. W. Oyaert: Zentbl. Vet. Med. **15A**, 135 (1968)
[13] Mersmann, H. J., G. Phinney, R. L. Mueller u. H. C. Stanton: Am. J. Physiol. **222**, 1620 (1972)
[14] Greengard, O.: Essays Biochem. **7**, 159 (1971)
[15] Girard, J., P. Ferre u. M. Gilbert: Diabéte Metab., Paris **1**, 241 (1975)
[16] Dawkins, M. J. R.: Br. med. Bull. **22**, 27 (1966)
[17] Greengard, O., u. H. K. Dewey: J. biol. Chem. **243**, 2745 (1968)
[18] Porterfield, S. P.: Horm. metab. Res. **11**, 444 (1979)
[19] Brenner, K.-V., G. Pethes, H. Gürtler, S. Losonczy u. E. Grün: Endokrinologie **75**, 20 (1980)
[20] Atinmo, T., C. Baldijao, W. G. Pond u. R. H. Barnes: J. Nutr. **108**, 1546 (1978)
[21] Grün, E., K.-V. Brenner, H. Gürtler, K. Pfüller u. D. Troltsch: Poster, 11. Jahrestagung der Biochemischen Gesellschaft der DDR, Halle 1979
[22] Brenner, K.-V.: Dissertation, Promotion B. Karl-Marx-Universität Leipzig, Fakultät für Agrarwissenschaften/Veterinärmedizin 1980
[23] Brenner, K.-V., H. Gürtler, I. Müller u. E. Grün: Arch. exp. Vet. Med. **35**, 211 (1981)
[24] Lamers, W. H., u. P. G. Mooren: Poster, 12th FEBS Meeting, Dresden 1978
[25] Lin, R. C., u. P. J. Snodgrass: Fedn Proc. Fedn Am. Socs exp. Biol. **38**, 409 (1979)
[26] Exton, J. H. in: Glucocorticoid hormone action. Monographs on Endocrinology. Bd. **12**, S. 535. J. D. Baxter u. G. G. Rousseau (Hrsg.). Springer, Berlin, Heidelberg, New York 1979

Anschrift der Verfasser: Doz. Dr. sc. med. vet. E. Grün, 7010 Leipzig, Semmelweisstr. 2; Dipl.-Vet. med. Doris Heyne, Uhsmannsdorf, Kr. Niesky, DDR

Summary

E. Grün and Doris Heyne: Perinatal development of the activity of glucose-6-phosphatase and fructose-1,6-bisphosphatase in pig liver

The activity of glucose-6-phosphatase (G6Pase) and fructose-1,6-bisphosphatase (FDPase) was determined in the homogenate of the liver of 69 pig fetuses during the last third of

gestation (80th to 114th day), 47 piglets from birth to 4 weeks old (suckling period) and 10 slaughter pigs.
G6Pase is evident in fetal liver at an early date and raises steadily during gestation. In newborn piglets, the enzyme activity increases rapidly during the first hours of life and remains at this high level during the first week of life. Afterwards the enzyme activity returns to birth level, which exists also in pigs at slaughtering.
The activity of FDPase is constant during the fetal period. After birth enzyme activity rises at a lower rate than the G6Pase during the first week of life. This level remains constant during the suckling period and increases thereafter until the time of slaughtering of pigs.
The role of hormones in the perinatal development of these enzymes is described. Probably, thyroxine causes the prenatal increase of the activity of both the enzymes. The rapid postnatal rise of G6Pase activity may be induced by the high level of hydrocortisone at parturition, and furthermore, glucagon may have a permissive effect.

Acta biol. med. germ., Band 41, Seite 601—608 (1982)

Sektion Tierproduktion und Veterinärmedizin der Karl-Marx-Universität Leipzig, Wissenschaftsbereich Tierbiochemie und Zentrales Isotopenlabor, 7010 Leipzig, DDR

Pränatale Entwicklung der den Pyruvatumsatz regulierenden Enzyme in der Schweineleber

E. Grün, K.-V. Brenner und Karola Pfüller

(Eingegangen am 9. November 1981; nach Revision am 1. Februar 1982)

Zusammenfassung

Bei 71 Feten, welche am 80., 100., 106. und 112. Tag der Trächtigkeit (Gesamtdauer 115 Tage) von 25 Sauen durch Kaiserschnitt entwickelt wurden, erfolgte in der Leber eine Bestimmung der Aktivität der glukoneogenetischen Enzyme Phosphoenolpyruvatkarboxykinase (PEPCK) und Pyruvatkarboxylase (PC) sowie des glykolytischen Enzyms Pyruvatkinase (PK), die an der Regulation des Pyruvatumsatzes im Kohlenhydratstoffwechsel beteiligt sind. Vergleichsweise erfolgte die gleiche Untersuchung bei 12 auf natürlichem Wege geborenen Ferkeln, die unmittelbar nach der Geburt getötet wurden. Im untersuchten Zeitraum — dem letzten Drittel der Trächtigkeit — besitzt die Gesamt-PEPCK-Aktivität am 80., die PC- und PK-Aktivität am 100. Tag der Gestation ihr höchstes Niveau. Die Aktivität aller 3 Enzyme ist in den letzten 2 Wochen der Trächtigkeit bis unmittelbar vor der Geburt reduziert. Der Anteil der im Zytosol lokalisierten PEPCK-Aktivität umfaßt 10—15% der Gesamtaktivität und zeigt ein paralleles Verhalten.
Bei neugeborenen Ferkeln ist eine weitere Abnahme der PC- und Gesamt-PEPCK-Aktivität festzustellen, während die Zytosol-PEPCK-Aktivität unverändert bleibt und damit ihr Anteil an der Gesamtaktivität auf 25% ansteigt. Die PK-Aktivität weist eine deutliche (1,5-fache) Zunahme auf.
Die Rolle der Enzyme im Kohlenhydratstoffwechsel des Fetus, insbesondere bei der Glukoneogenese, wird eingehender diskutiert.

Einleitung

Im Zusammenhang mit den ökonomisch bedeutsamen Verlusten an Ferkeln in den ersten Lebenstagen, an denen auch die Hypoglykämie kausal beteiligt ist, wurden die Untersuchungen des Kohlenhydratstoffwechsels des Ferkels intensiviert, um die Pathogenese der Stoffwechselstörung aufzuklären und Wege zu ihrer Prophylaxe zu suchen. Da der ungenügenden glukoneogenetischen Kapazität der Leber der neugeborenen Ferkel eine wesentliche Bedeutung für die Entstehung der Hypoglykämie beigemessen wird [1, 2], beschäftigten wir uns u. a. damit, die Enzymausrüstung der Leber der Ferkel für die Umsetzungen der Kohlenhydrate näher zu charakterisieren. Nachdem von uns zunächst die postnatale Entwicklung der Enzyme des Kohlenhydratstoffwechsels in der Leber des Schweines analysiert wurde [3—8], erweiterten wir dies nunmehr auf die Fetalentwicklung. Im folgenden wird auf die Entwicklung einiger Enzyme des Kohlenhydratstoffwechsels, die besonders für die Kontrolle des Verhältnisses Glykolyse: Glukoneogenese über die Regulation des Pyruvatumsatzes Bedeutung besitzen, in der Leber von Schweinefeten im Verlaufe des letzten Drittels der Trächtigkeit und zur Geburt eingegangen.

Material und Methodik

Gewinnung und Aufarbeitung der Leber

Von 25 Sauen im letzten Drittel der Trächtigkeit (Dauer 115 Tage) wurden insgesamt 71 Feten, welche am 80., 100., 106. und 112. Gestationstag durch Sectio caesarea (teils in Halothan-, zumeist in Barbituratnarkose) entnommen wurden, zur Untersuchung der Enzymaktivitäten in der Leber herangezogen. Die Feten wurden ebenso wie 12 auf natürlichem Wege geborene Saugferkel aus 2 Würfen unmittelbar nach ihrer Entwicklung bzw. Geburt (noch ohne Kolostrumaufnahme) durch Barbituratinjektion getötet.
Nach Eröffnung der Bauchhöhle wurde die Leber in situ über die Umbilikalvene mit eiskalter gepufferter Saccharoselösung (0,25 M, *p*H 7,5) perfundiert, um das Blut vollständig zu entfernen und das Organ schnell abzukühlen. Nach dem Heraustrennen wurde die Leber mit dem gleichen Medium homogenisiert und von einem Teil desselben der Überstand (Zytosol) durch Zentrifugation bei 116000 × *g* für 1 h (Ultrazentrifuge VAC 60, VEB Zentrifugenbau, Leipzig-Engelsdorf) gewonnen. Alle Arbeiten erfolgten bei Kühlraumtemperatur. Homogenate und Überstände wurden bis zur Bestimmung der Enzymaktivitäten in der Tiefkühltruhe (−20 °C) eingefroren gelagert, wobei sich die Enzyme als stabil erwiesen.

Bestimmung der Enzymaktivitäten

Im Homogenat wurden die Aktivitäten der Phosphoenolpyruvatkarboxykinase (PEPCK) und der Pyruvatkarboxylase (PC) durch radiochemische Messung des in Oxalazetat eingebauten $^{14}CO_2$ bestimmt [9]. Im Überstand wurde ebenfalls die PEPCK-Aktivität (wie zuvor) und ferner die Aktivität der Pyruvatkinase (PK) auf spektrophotometrischem Wege ermittelt [5]. Da alle Bestimmungen unter den für die Enzyme in Schweineleber optimalen Reaktionsbedingungen vorgenommen wurden, repräsentieren die folgenden Angaben (in nMol Substratumsatz/s × *g* Frischgewicht = nKat/g FG) die maximal in vitro möglichen Aktivitäten der untersuchten Enzyme.
Zur Bestimmung des Proteingehaltes wurde eine Farbstoffbindungsmethode herangezogen [10]. Die Werte repräsentieren das dem Farbstoffbindungsvermögen von Human-Serumalbumin äquivalente lösliche Extraktprotein im Homogenat und Überstand der Leber. Die Angabe der spezifischen Enzymaktivität erfolgt in nKat/mg Protein.
Die statistische Überprüfung der Ergebnisse erfolgte mittels *t*-Test bzw. *F*-Test [11].

Ergebnisse

Von den an der Kontrolle des Pyruvatumsatzes — einem wesentlichen Kontrollpunkt der Glykolyse/Glukoneogenese — beteiligten Enzymen wurde die Aktivität der glukoneogenetischen Schlüsselenzyme Pyruvatkarboxylase (EC 6.4.1.1.) und Phosphoenolpyruvatkarboxykinase (EC 4.1.1.3.2.) sowie des glykolytischen Enzyms Pyruvatkinase (EC 2.7.1.40.) bestimmt. Die Ergebnisse sind in Tab. 1 zusammengefaßt.
Die im Homogenat ermittelte Gesamt-PEPCK-Aktivität weist in der fetalen Leber eine beträchtliche Höhe auf, obwohl mit der verwendeten Methodik entgegen der physiologischen Wirkungsrichtung des Enzyms (Oxalazetatbildung unter PEP-Verbrauch) gemessen wurde. Sie ist in der fetalen Leber am 80. Tag der Trächtigkeit am höchsten und liegt in dem bei Schlachtschweinen anzutreffenden Bereich, verringert sich vom 80. bis zum 100. Tag der Trächtigkeit auf etwa die Hälfte und bleibt auf diesem Niveau bis zum 112. Tag der Trächtigkeit.

Tabelle 1

Proteingehalt und Aktivität der am Pyruvatumsatz beteiligten Enzyme in der Leber von Schweinefeten im letzten Drittel der Trächtigkeit sowie bei neugeborenen Ferkeln (Angabe von (n) $x \pm s$)

Altersgruppen (Anzahl d. Tiere/ Anzahl d. Würfe)	Homogenat				
	Proteingehalt	PC-Aktivität		PEPCK-Aktivität	
	(mg/g)	(nKat/g FG)	(nKat/mg Protein)	(nKat/g FG)	(nKat/mg Protein)
Feten					
80. Tag (20/7)	153 ± 26[a]	(10) 22,0 ± 2,3	0,15 ± 0,03	107 ± 19[a]	0,71 ± 0,22
100. Tag (13/6)	108 ± 25	(6) 31,2 ± 3,3[a]	0,28 ± 0,03[a]	58 ± 14	0,57 ± 0,24
106. Tag (16/5)	105 ± 15	(4) 23,3 ± 6,5	0,20 ± 0,06	(10) 44 ± 18	0,41 ± 0,13
112. Tag (22/7)	88 ± 29	(5) 14,5 ± 1,8	0,16 ± 0,02	54 ± 31	0,65 ± 0,47
Neugeborene (12/2)	67 ± 10[b]	(7) 7,2 ± 1,3[b]	0,10 ± 0,02[b]	(8) 28 ± 6[b]	0,42 ± 0,11[b]

Altersgruppen (Anzahl d. Tiere/ Anzahl d. Würfe)	Überstand				
	Proteingehalt	PEPCK-Aktivität		PK-Aktivität	
	(mg/g)	(nKat/g FG)	(nKat/mg Protein)	(nKat/g FG)	(nKat/mg Protein)
Feten					
80. Tag (20/7)	49 ± 7	11,2 ± 4,8[a]	0,23 ± 0,09	60 ± 13[a]	1,27 ± 0,39
100. Tag (13/6)	40 ± 5	8,8 ± 3,7	0,22 ± 0,08	67 ± 13[a]	1,67 ± 0,32[a]
106. Tag (16/5)	41 ± 4	(10) 4,8 ± 1,7	0,12 ± 0,04[b]	(14) 44 ± 13	1,02 ± 0,24
112. Tag (22/7)	32 ± 4[b]	5,5 ± 2,0	0,18 ± 0,07	38 ± 12	1,24 ± 0,50
Neugeborene (12/2)	29 ± 8[b]	(5) 5,3 ± 1,0	0,20 ± 0,03	(7) 49 ± 24	1,80 ± 0,78[a]

[a] Werte höher als in den anderen Altersgruppen ($p < 0{,}01 - 0{,}001$); [b] Werte niedriger als in den anderen Altersgruppen ($p < 0{,}05 - 0{,}001$)

Bei neugeborenen Ferkeln liegt eine erneut um ca. die Hälfte verringerte Gesamtaktivität vor (Tab. 1), die postnatal bedeutend ansteigt [8].
Die Gesamt-PEPCK-Aktivität der Schweineleber resultiert aus der Wirksamkeit eines in den Mitochondrien und eines im Zytosol der Zelle lokalisierten Anteils des Enzyms. Der Anteil der im Überstand (Zytosol) befindlichen PEPCK beträgt während der untersuchten Fetalperiode stets 10—15% der Gesamtaktivität, deren Veränderungen er widerspiegelt. Bei neugeborenen Ferkeln bleibt die Aktivität der Zytosol-PEPCK auf dem am 112. Tag der Trächtigkeit bestehenden Niveau, so daß durch Abnahme der Gesamt-PEPCK-Aktivität der Anteil des Zytosolenzyms auf ca. 25% ansteigt (Tab. 1).
In der fetalen Leber ist ebenfalls eine bedeutende PC-Aktivität vorhanden. Vom 80. bis zum 100. Tag steigt sie um 50% auf ein Maximum an und verringert sich im folgenden bis zum 112. Tag der Trächtigkeit wieder auf die Hälfte, womit die bei Schlachtschweinen anzutreffende Enzymaktivität erreicht ist. Bei neugeborenen Ferkeln liegt eine um weitere 40% verringerte PC-Aktivität vor (Tab. 1), die nach einem vorübergehenden Anstieg in den ersten Lebensstunden während der Säugeperiode auf diesem Niveau verbleibt [8]. Während des untersuchten Entwicklungsabschnittes ist die PEPCK-Aktivität stets 2—4fach höher als die PC-Aktivität der Leber.
Die PK-Aktivität der fetalen Leber liegt am 80. und 100. Tag der Trächtigkeit am höchsten, verringert sich jedoch bis zum 112. Tag der Trächtigkeit auf die Hälfte (Tab. 1). Die bei den neugeborenen Ferkeln anzutreffende Zunahme deutet bereits den Beginn des deutlichen postnatalen Anstiegs der Enzymaktivität an [5].
Während der untersuchten Fetalperiode überwiegt das Verhältnis der Aktivität der beiden glukoneogenetischen Enzyme PEPCK und PC gegenüber der PK-Aktivität 1,4—2,3fach, ihr Verhältnis zueinander kehrt sich jedoch bei neugeborenen Ferkeln um.

Bei allen untersuchten Enzymen lassen die Meßwerte in den einzelnen Altersgruppen eine weite Variation erkennen. Dies ist darauf zurückzuführen, daß in jeder Altersgruppe Versuchstiere verschiedener Würfe enthalten sind. Bei den 2—3 Versuchstieren eines Wurfes, bei denen zum gleichen Zeitpunkt die Bestimmung der Enzymaktivitäten erfolgte, wurden im allgemeinen wenig voneinander abweichende Resultate erhalten. Demgegenüber unterschieden sich die zu unterschiedlichen Zeitpunkten im Verlaufe des zweijährigen Untersuchungsprogramms bei Versuchstieren verschiedener Sauen erhaltenen Ergebnisse erheblich, wobei neben methodischen auch biologische Ursachen eine Bedeutung für die beobachtete Variation besitzen.

Bei der Beurteilung der vorstehenden Resultate ist der Einfluß der insbesondere in der Zeit vom 100.—112. Trächtigkeitstag stattfindenden intensiven Glykogeneinlagerung in die fetale Leber mit zu berücksichtigen. Das Glykogen nimmt mit fortschreitender Trächtigkeit einen steigenden Anteil der Lebermasse (2,5% am 100., 5% am 106., 13% am 112. Tag und 17% bei neugeborenen Ferkeln) ein. Die in der letzten Fetalwoche eintretende Abnahme der PEPCK-, PC- und PK-Aktivität in der Frischmasse der Leber kann damit — zumindest teilweise — mit der Zunahme des Glykogengehalts der Leber in Zusammenhang gebracht werden.
Gleichzeitig kommt es im untersuchten Abschnitt der Fetalentwicklung auch zu einer bedeutenden Abnahme des Proteingehalts der Leber, so daß in der Leber

neugeborener Ferkel nur noch die Hälfte des am 80. Tag der Trächtigkeit vorhandenen Proteingehalts anzutreffen ist (Tab. 1). Der Proteingehalt des Zytosols weist im wesentlichen ein paralleles Verhalten auf. Sein Anteil macht im Mittel 35—40% des Proteingehalts der fetalen Leber aus. Sowohl in der absoluten Höhe wie im Verlauf entspricht das vorgenannte Verhalten des Proteingehalts der fetalen Leber dem von HAKKARAINEN [12] beschriebenen.
Bei Bezug der Enzymaktivität auf den Proteingehalt des Homogenats bleibt die zuvor beschriebene Abnahme der PC-und Gesamt-PEPCK-Aktivität zur Geburt bestehen. Die spezifische Aktivität der Zytosol-PEPCK bleibt — außer einer vorübergehenden Abnahme am 106. Tag der Trächtigkeit — im wesentlichen gleich. Die spezifische PK-Aktivität erreicht nach zwischenzeitlicher Abnahme bei neugeborenen Ferkeln das hohe Niveau wie am 100. Tag der Trächtigkeit. Das Verhältnis der spezifischen Aktivitäten von PEPCK + PC zur PK-Aktivität bleibt während der Fetalperiode konstant und verringert sich bei neugeborenen Ferkeln auf die Hälfte.

Diskussion

In Anbetracht der Rolle, die die Glukose als Hauptenergiequelle für den Fetus spielt, und im Hinblick auf die Bedeutung, die die pränatal angelegten Glykogenreserven für das Neugeborene besitzen, war der Kohlenhydratstoffwechsel in der Perinatalperiode Gegenstand intensiver Untersuchungen. Die dabei bevorzugt an Labornagern erzielten Befunde sind mehrfach in Übersichten [13—17] zusammenfassend dargestellt worden. Die vorliegenden Ergebnisse über die pränatale Entwicklung der an der Regulation des Pyruvatumsatzes beteiligten Enzyme des Kohlenhydratstoffwechsels in der Leber des Schweines präzisieren und erweitern die wenigen diesbezüglich bisher vorliegenden Befunde [18—20].
In vorliegenden Untersuchungen wurde nachgewiesen, daß die Gesamt-PEPCK-Aktivität in der fetalen Schweineleber ebenso hoch wie bei Schlachtschweinen liegt und bis zum 100. Lebenstag deutlich abfällt. Übereinstimmend mit MERSMANN [18] konnte eine weitere Verringerung der Enzymaktivität in den letzten Trächtigkeitstagen festgestellt werden, die postnatal von einer bedeutenden Aktivitätszunahme gefolgt wird [8, 18]. Übereinstimmend mit SWIATEK et al. [19] und TILDON et al. [20] wurde in der fetalen Leber nur eine geringe Aktivität des zytosolischen Anteils des Enzyms angetroffen, welche sich ebenfalls postnatal bedeutend erhöht. Dabei tritt eine stärkere Aktivitätszunahme der Zytosol-PEPCK auf, so daß bereits bei neugeborenen Ferkeln ihr Anteil an der Gesamtaktivität zunimmt, wobei jedoch stets der mitochondriale Anteil überwiegt. Nach mit den vorliegenden Ergebnissen übereinstimmenden Befunden [8, 18] liegt sowohl in der fetalen als auch postnatalen Entwicklungsperiode die PEPCK-Aktivität in der Schweineleber höher als die PC-Aktivität.
Die PC-Aktivität ist in der fetalen Schweineleber höher als bei erwachsenen Schweinen. Nachdem sie am 100. Tag der Trächtigkeit ein Maximum erreicht hat, kommt es bis zur Geburt zu einer Abnahme der Enzymaktivität, wie auch von MERSMANN [18] festgestellt wurde.
Die PK-Aktivität der fetalen Leber liegt vom 80.—100. Tag der Trächtigkeit hoch und verringert sich in den letzten 14 Tagen bis zur Geburt deutlich, wie

auch von MERSMANN [18] beschrieben wurde. Die bei neugeborenen Ferkeln vorhandene PK-Aktivität ist nur halb so hoch wie bei erwachsenen Schweinen [5]. Während des untersuchten Fetalzeitraumes bleibt dabei das Verhältnis der Aktivitäten der beiden glukoneogenetischen Enzyme zur PK-Aktivität konstant, verringert sich aber bei neugeborenen Ferkeln auf die Hälfte. Auch in der Leber von Schafsfeten bleibt das PEPCK-PK-Verhältnis pränatal konstant, steigt aber postnatal an [21].

Während über die Bedeutung der Pyruvatkinase in der fetalen Leber für die Energiebereitstellung des Fetus aus dem glykolytischen Abbau der Glukose weitgehendes Einvernehmen besteht, ist die physiologische Rolle der am Pyruvatumsatz beteiligten glukoneogenetischen Enzyme in der fetalen Leber gegenwärtig noch als ungeklärt anzusehen. Insbesondere ist die Frage nach dem Vorhandensein einer aktiven Glukoneogenese im Fetus noch umstritten (vgl. [22]). Allein aus dem Nachweis des Vorhandenseins der glukoneogenetischen Enzyme kann kein Rückschluß auf den Beginn und den Umfang der Glukoneogenese in der fetalen Leber gezogen werden, wie beim Meerschweinchen gezeigt wurde [23]. Unter in vitro-Bedingungen (Inkubation von Leberschnitten in O_2-reichen Medien) wurde in der fetalen Leber eine Glukosebildung aus Pyruvat, Alanin und Aspartat beim Meerschweinchen [23], aus Pyruvat und Propionat beim Schaf [24] und aus Laktat, Alanin und Aspartat beim Rind [25] nachgewiesen. Demgegenüber findet unter diesen Bedingungen in der fetalen Rattenleber keine Glukoneogenese statt [26, 27], welche bei neugeborenen Tieren aber nachweisbar ist. Dies ist auf das Fehlen (bzw. die sehr niedrige Aktivität) der Zytosol-PEPCK zurückzuführen, die den begrenzenden Faktor für die Glukoneogenese bei der Ratte darstellt [28]. Während bei normalen Rattenfeten keine Glukoneogenese erfolgt, scheint bei Feten von hungernden Muttertieren eine Glukoneogenese stattzufinden. Dies weist darauf hin, daß die Bedeutung der fetalen Glukoneogenese darin bestehen könnte, in Zeiten der Unterversorgung der Mutter die Konstanz der Energiebereitstellung für den Fetus zu gewährleisten [29, 30]. Auch in der fetalen Leber des Hundes konnte unter in vitro-Bedingungen kein wesentlicher Einbau von CO_2, Alanin und Glutamat in Glukose festgestellt werden [31]. Bei der Perfusion der isolierten fetalen Leber konnte beim Meerschweinchen eine Glukosebildung aus Laktat, Pyruvat und Glyzerin [32, 33] sowie beim Schaf aus Laktat, Alanin und Propionat — aber nur in Gegenwart von Glukagon (!) [34] — nachgewiesen werden. Der Umfang der Verwertung von Laktat und Aminosäuren als Energielieferanten bzw. zur Glukoneogenese konnte dabei bei den Feten aller Spezies nicht exakt ermittelt werden [30].

Nach langdauernder Infusion markierter Substrate an Schafsfeten gelang dem Arbeitskreis von PRIOR [35, 36] der Nachweis, daß ab 123.—128. Tag der Trächtigkeit (ca. 3 Wochen prae partum) eine Glukoneogenese aus Alanin (entsprechend 7% des Alaninumsatzes) und Laktat (entsprechend 10% des Laktatumsatzes) in vivo möglich ist. Demgegenüber konnten WARNES et al. [37] nach einmaliger Injektion der markierten Verbindung an Schafsfeten keine Glukoneogenese aus Laktat in vivo feststellen. In jüngsten Untersuchungen wurde festgestellt, daß bei Schafsfeten die Nettoglukoseaufnahme von der Mutter den Glukosebedarf des Fetus bei einfacher Trächtigkeit nur zu $69 \pm 5\%$ und bei Zwillingsträchtigkeit nur zu $56 \pm 4\%$ deckt. Es wird deshalb angenommen, daß der Rest aus der fetalen Glukoneogenese stammt, deren Hauptquelle Aminosäuren darstellen [38, 39]. Die vorliegenden Befunde zeigen, daß mit der vollen Entwicklung der glukoneogenetischen Enzyme in der fetalen Leber die prinzipielle Möglichkeit gegeben ist, unter bestimmten experimentellen Bedingungen eine Glukoneogenese durchzuführen, jedoch bedarf es immer noch eines eindeutigen Beweises, ob auch eine funktionierende Glukoneogenese unter den intrauterinen Bedingungen vorhanden ist [22]. Einschlägige Untersuchungen fehlen beim Schwein bisher völlig.

Über die Mechanismen, die die beschriebenen Veränderungen der Enzymaktivitäten bewirken, bestehen noch geringe Kenntnisse. Als primärer Auslöser für die mit der Geburt eintretenden Veränderungen der Enzymaktivitäten wird die O_2-Zufuhr angesehen und daher angenommen, daß in utero die hypoxischen Bedingungen ein Wirksamwerden der Enzyme verhindern [28, 40]. Jedoch wird die fetale Leber über die Nabelgefäße zuerst mit O_2-gesättigtem Blut versorgt, und der fetale Stoffwechsel erfolgt aerob, so daß dieser Ansicht nicht voll zugestimmt wird [41]. Größere Bedeutung wird der hormonellen Regulation zugemessen. Besonders spielen dabei die Hormone Thyroxin, Glukagon/Insulin und die Glukokortikosteroide eine Rolle, wie Untersuchungen von GREENGARD [42] überzeugend bewiesen haben. Neben dem Glukagon/Insulin-Verhältnis sind die Katecholamine noch besonders an der kurzfristigen ("minute-to-minute") Kontrolle der Glukoneogenese beteiligt [43]. Daher wird angenommen, daß die Erhöhung der Aktivität des sympathischen Nervensystems — hauptsächlich auf direktem Wege (über eine lokale Noradrenalinfreisetzung) und weniger auf indirektem Wege (über die Steigerung der Adrenalinsekretion in den Nebennieren) — die Veränderung des Leberstoffwechsels insbesondere zur Geburt bewirkt [43, 44]. Insgesamt gesehen „befindet sich das gegenwärtige Wissen über die Mechanismen der Enzymentwicklung bei der Gewebereifung noch auf einem rudimentären Zustand, welches weitere Untersuchungen erfordert" [45].

Literatur

[1] SWIATEK, K. R., D. M. KIPNIS, G. MASON, K.-L. CHAO u. M. CORNBLATH: Am. J. Physiol. **214**, 400 (1968)
[2] GÜRTLER, H., K. -V. BRENNER u. E. GRÜN: Mh. Vet.Med. **32**, 414 (1977)
[3] WOLF, H., u. H. GÜRTLER: Wiss. Z. Friedrich-Schiller-Univ. Jena, math.-naturwiss. R. **21**, 705 (1972)
[4] WOLF, H., u. H. GÜRTLER: Acta biol. med. germ. **29**, 369 (1972)
[5] WOLF, H., u. H. GÜRTLER: Acta biol. med. germ. **32**, 27 (1974)
[6] JÄKEL, L., u. E. GRÜN: Acta biol. med. germ. **36**, 1035 (1977)
[7] GRÜN, E., u. Ch. WEBER: Acta biol. med. germ. **38**, 1497 (1979)
[8] GRÜN, E., u. K. PFÜLLER: Acta biol. med. germ. **41**, 515 (1982)
[9] PFÜLLER, K., u. E. GRÜN: Arch. exp. Vet.Med. **32**, 751 (1978)
[10] BRADFORD, M. M.: Analyt. Biochem. **72**, 248 (1976)
[11] WEBER, E.: Grundriß der biologischen Statistik, 7. Aufl. Fischer, Jena 1972
[12] HAKKARAINEN, J.: Acta vet. scand. Suppl. 59, 1 (1975)
[13] DAWES, G. S., u. H. J. SHELLEY in: Carbohydrate metabolism and its disorders. Bd. **2**, S. 87. F. DICKENS, P. J. RANDLE u. W. J. WHELAN (Hrsg.). Academic Press, New York 1968
[14] DAWKINS, M. J. R.: Br. med. Bull. **22**, 27 (1966)
[15] SHELLEY, H. J.: Proc. Nutr. Soc. **28**, 42 (1969)
[16] SHELLEY, H. J., J. M. BASSETT u. R. D. G. MILNER: Br. med. Bull. **31**, 37 (1975)

[17] STAVE, U.: Physiology of the perinatal period, Bd. 1 u. 2. Appleton-Century-Crofts, New York 1970
[18] MERSMANN, H. J.: Am. J. Physiol. **220**, 1297 (1971)
[19] SWIATEK, K. R., K.-L. CHAO, H.-L. CHAO, M. CORNBLATH u. J. T. TILDON: Biochim. biophys. Acta **222**, 145 (1970)
[20] TILDON, J. T., K. R. SWIATEK u. M. CORNBLATH: Biol. Neonate **17**, 436 (1971)
[21] EDWARDS, E. M., U. K. DHAND, M. K. JEACOCK u. D. A. L. SHEPHERD: Biochim. biophys. Acta **399**, 217 (1975)
[22] GIRARD, J., E. PINTADO, u. P. FERRE: Annls Biol. anim. Biochim. Biophys. **19**, 181 (1979)
[23] JONES, C. T., u. I. K. ASHTON: Archs Biochem. Biophys. **174**, 506 (1976)
[24] BALLARD, F. J., u. I. T. OLLIVER: Biochem. J. **95**, 191 (1965)
[25] PRIOR, R. L., u. R. A. SCOTT: Dev. Biol. **58**, 384 (1977)
[26] YEUNG, D., u. I. T. OLLIVER: Biochem. J. **105**, 1229 (1967)
[27] YEUNG, D., R. S. STANLEY u. I. T. OLIVER: Biochem. J. **105**, 1219 (1967)
[28] BALLARD, F. J.: Biochem. J. **124**, 265 (1971)
[29] GIRARD, J. R., P. FERRE, M. GILBERT, A. KERVRAN, R. ASSAN u. E. B. MARLISS: Am. J. Physiol. **232**, E 456 (1977)
[30] BATTAGLIA, F. C., u. G. MESCHIA: Physiol. Rev. **58**, 499 (1978)
[31] YARNELL, G. R., P. A. NELSON u. S. R. WAGLE: Archs Biochem. Biophys. **114**, 539 (1966)
[32] ARINZE, I. J.: Biochem. biophys. Res. Commun. **65**, 184 (1975)
[33] RAGHUNATHAN, R., u. I. J. ARINZE: Int. J. Biochem. **8**, 737 (1977)
[34] SAVAN, P. M. J., M. K. JEACOCK u. D. A. L. SHEPHERD: Proc. Nutr. Soc. **35**, 30 A (1976)
[35] PRIOR, R. L., u. R. K. CHRISTENSON: Am. J. Physiol. **233**, E 462 (1977)
[36] PRIOR, R. L., u. R. L. HRUSKA: J. Anim. Sci. **49**, Suppl. 1, 399 (Abstr.) (1979)
[37] WARNES, D. M., R. F. SEAMARK u. F. J. BALLARD: Biochem. J. **162**, 617 (1977)
[38] HODGSON, J. Chr., D. J. MELLOR u. A. C. FIELD: Biochem. J. **186**, 739 (1980)
[39] HODGSON, J. Chr., D. J. MELLOR u. A. C. FIELD: Biochem. J. **196**, 179 (1981)
[40] WARNES, D. M., R. F. SEAMARK u. F. J. BALLARD: Biochem. J. **162**, 627 (1977)
[41] CALLIKAN, S., u. J. GIRARD: Biol. Neonate **36**, 78 (1979)
[42] GREENGARD, O.: Essays Biochem. **7**, 159 (1971)
[43] PILKIS, S. J., C. R. PARK u. T. H. CLAUS: Vitams Horm. **36**, 383 (1978)
[44] GIRARD, J., P. FERRE u. M. GILBERT: Diabéte Metab., Paris **1**, 241 (1975)
[45] WALKER, D. G.: Biochem. Soc. Trans. **4**, 972 (1976)

Anschrift der Verfasser: Doz. Dr. sc. med. vet. E. GRÜN, Wissenschaftsbereich Tierphysiologie, 7010 Leipzig, Semmelweisstr. 2; Dr. sc. med. vet. K.-V. BRENNER und Dr. rer. nat. KAROLA PFÜLLER, 7010 Leipzig, Semmelweisstr. 4, DDR

Summary

E. GRÜN, K.-V. BRENNER, and KAROLA PFÜLLER: Prenatal development of enzymes regulating pyruvate metabolism in pig liver

The gluconeogenic enzymes phosphoenolpyruvate carboxykinase (PEPCK) and pyruvate carboxylase (PC) and the glycolytic enzyme pyruvate kinase (PK), regulating pyruvate metabolism, were determined in the livers of 71 fetuses, which were developed of 25 dams on the 80th, 100th, 106th, and 112th day of gestation (length: 115 days) by Caesarean section. For comparative purposes the same enzymes were estimated in 12 naturally born piglets immediately after delivery.

During the period under examination (the last third of gestation) the total activity of PEPCK has its highest values at the 80th day, the PC and PK activity at the 100th day of gestation. The activities of all 3 enzymes decrease during the last 2 weeks of gestation until birth. The cytosolic part of PEPCK amounts to 10–15 per cent of total activity and develops in a parallel manner.

In newborn piglets a further decline of the PC and total PEPCK activity can be observed, but the cytosolic PEPCK activity remains constant, and therefore its relative proportion increases to 25% of the total activity. The PK activity rises distinctly (1.5 times).

The role of these enzymes in the carbohydrate metabolism of the fetus, especially in gluconeogenesis, is discussed in detail.

Acta biol. med. germ., Band 41, Seite 609–624 (1982)

Central Institute of Molceular Biology, Academy of Sciences of the GDR, 1115 Berlin-Buch, GDR

Discrimination of several classes of nonhistone proteins in chromatin fractions from liver and thymus nuclei of rats

A. Weihe, G. Schmidt, C.-U. v. Mickwitz, and R. Lindigkeit

(Received September 23, 1981; in revised form February 15, 1982)

Summary

Nonhistone proteins (NHPs) of salt-soluble chromatin (Chromatin S) and of the residual nuclei (Chromatin P) from rat liver and thymus were studied by SDS-polyacrylamide gel electrophoresis.

The two chromatin fractions of the liver showed significant differences in their NHP patterns with most of the hnRNP and matrix proteins occurring in Chromatin P. In accordance with the low protein content of thymus nuclei, the corresponding thymus fractions exhibited electrophoretic patterns with a markedly lower amount of NHPs than in liver. Chromatin P from thymus, in contrast to the liver fraction, revealed only a very low content of hnRNP-specific proteins of molecular weight 30000–40000 (30 K to 40 K) (informosomal proteins) consistent with the significantly lower RNA content of thymus nuclei. In the region of the matrix proteins (60–75 K) Chromatin P showed only two bands of about 64 K and 73 K in thymus, whereas in liver five strong bands at 64 K, 66 K, 69 K, 73 K, and 75 K were found.

RNase digestion was employed to discriminate hnRNP-specific protein from "real" chromosomal NHPs. At least about 65% and 25% of the NHPs from Chromatin P and S of liver, respectively, were found to be RNP-specific.

The two chromatin fractions were further fractionated by sucrose gradient centrifugation and isopycnic banding in metrizamide. After centrifugation the main peaks, both of Chromatin S and P, contained only minor amounts of NHPs with a predominating protein of 38 K.

By the centrifugation procedures described in this paper, a small subfraction of chromatin could be separated which was enriched in newly synthesized RNA, informosomal proteins, matrix- and other high molecular weight proteins. This subfraction might be related to transcriptionally active chromatin.

Introduction

As shown in numerous studies, the heterogenous class of nuclear nonhistone proteins (NHPs) varies in amount, composition and with respect to chemical modifications with the biological state of the cells (for reviews see [1–3]). The concept, however, of chromatin as a structure to which most of the nuclear NHPs are structurally bound via the DNP fibril has become misleading. New results rather seem to indicate that the chromatin is embedded in a nuclear "network" of high complexity, to which the chromatin fibrils should have "anchors" [4]. So, it has been shown that rat liver nuclei deprived of chromatin and nucleoplasm exhibit a spongelike network or matrix which preserves its connection with the nucleolus, the lamina-pore complex [5] and the inner membrane of the nuclear pore complex [4, 6, 7]. Recent studies indicate that the majority of chromosomal NHPs are derived from the matrix and hnRNP [7, 8]. Many efforts have been undertaken to fractionate nuclear chromatin and to localize NHPs in relation to chromatin of different functional states (for reviews see [9—11]). Nevertheless, the functional role of the various classes of nonhistone proteins has been widely unknown up to now. The solution of these problems is extremely difficult because of the intimate association of chromatin with other protein-containing nuclear structures. As a consequence of this close association, probably provoked by "anchor" proteins, chromatin prepared by the classical methods is usually highly contaminated with proteins of various nuclear structures [8]. Each kind of nuclear fractionation preserves only some of the essential properties of the chromatin or the other nuclear structures. Therefore, it seems to be important to apply various methods to investigate this problem.

To get some insight into the relationship between NHPs and the decondensed state of chromatin, we have compared rat liver nuclei containing a high amount of decondensed chromatin with rat thymus nuclei which are very poor in decondensed chromatin.

Moderate ionic strength was used to extract decondensed chromatin from the nuclei [12—14]. In the present paper we have investigated the NHP moiety of this salt-soluble, decondensed chromatin (Chromatin S) and of the residual nuclear fraction (Chromatin P) which includes preferentially condensed chromatin, the nucleolus, the nuclear matrix, the lamina-pore-nuclear-membrane complex and the bulk of the nuclear RNP. To characterize the "real" chromosomal NHPs, i.e. DNP-bound NHP, we have identified RNP-specific proteins by RNase digestion. Further differentiation of the nuclear material was achieved in sucrose and metrizamide gradient centrifugation studies.

Materials and methods

Animals and radioactive labelling

Wistar rats weighing 130—180 g were used for the preparation of liver nuclei and rats weighing 80 g for obtaining thymus nuclei.

For labelling of newly synthesized RNA, animals were injected intraperitoneally 30 μC/100 g body weight [^{3}H]orotic acid in a 0.9% NaCl solution 30 min before decapitation.

Isolation of salt-soluble chromatin ("Chromatin S")

Nuclei from liver and thymus tissue were isolated by a modification of CHAVEAU's method [15] as described previously [13]. A suspension of the nuclei equivalent to 3—5 mg DNA/ml was kept in a medium of 0.1 M ammonium sulfate, 0.1 M Tris-HCl, *p*H 7.9, 2 mM $MnCl_2$ and 0.1 mM PMSF (= 0.1 M ammonium sulfate solution) (final concentration) for 30 min at 0 °C. After centrifugation at 5000 × *g* for 10 min, 10—20% of the nuclear chromatin (Chromatin S) and soluble nuclear proteins was found in the supernatant.

The pellet containing the non-extracted chromatin and other residual nuclear structures is designated as "Chromatin P". For separation of the soluble nuclear proteins (= supernatant fraction) from Chromatin S the salt extract was centrifuged for 2 h in a SW40-Spinco rotor at 200000 × *g* and 0 °C.

In the experiments in which RNP was to be removed, salt treatment of the nuclei was carried out in the presence of 0.3 μg RNase A/μg DNA at 5 °C. The RNase A (Boehringer) was predigested at 80 °C for 10 min.

Sucrose gradient centrifugation

5–8 ml of Chromatin S, still containing the soluble proteins, were layered on top of a 10 to 40% linear sucrose gradient made up in the 0.1 M ammonium sulfate solution and centrifuged for 20 h in a SW 25.2 Spinco rotor at 70000 × *g* and 0 °C. The gradient was collected in 2 ml samples and analysed for absorption at 260 nm and acid-precipitable radioactivity. According to the UV profile, 5 regions of the gradient were recovered by recentrifugation at 100000 × *g* for 20 h and 0 °C or by precipitation with 3 vol of ethanol.

Isopycnic centrifugation in metrizamide

For fractionation of Chromatin S the pelleted chromatin after ultracentrifugation (see above) was resuspended in 1 mM EDTA, 1 mM Tris-HCl, *p*H 7.5, 0.1 mM PMSF by mild homogenization in a Dounce homogenisator (per hand) and dialysed overnight against the same solution. Solid metrizamide was added to a final concentration of 35% (w/v) and the chromatin centrifuged in a Type 65 Spinco rotor for 60 h at 100000 × *g* and 5 °C. After centrifugation the tubes were punctured and fractions collected.
For fractionation Chromatin P was resuspended in 1 mM EDTA, 1 mM Tris-HCl, *p*H 7.5, 0.1 mM PMSF, dialysed against the same buffer overnight and finally sonicated for 3 times each 5 s (Branson, level 5). Metrizamide was added to a concentration of 35% (w/v) and centrifugation was carried out as described for Chromatin S. The density of the samples was determined via refractive index [16]. For analysis of the material, metrizamide was removed. Aliquots were precipitated with 1 N $HClO_4$, washed twice with 0.3 N HClO, and finally with acetone, dried on air and dissolved in 1 N NaOH for determination of the UV absorption. For quantitative recovery of the proteins in the different fractions, SDS was added to a final concentration of 1% and the material was precipitated with 3 vol of ethanol plus 3 vol of acetone at −20 °C.

SDS polyacrylamide gel electrophoresis (SDS-PAGE)

Proteins were analysed in linear 7.5 to 15% SDS polyacrylamide gradient slab gels [17]. Gels were stained in 0.25% Coomassie brilliant blue R 250 in 50% methanol, 10% acetic acid and photographed or scanned with a vitatron densitometer. Samples for electrophoresis from chromatin fractions were dissolved in 2% SDS, 10 mM Tris, 1% β-mercaptoethanol, 0.1 mM PMSF and heated for 1 min at 100 °C prior to the electrophoretic separation.

General methods

DNA was determined according to Burton [18], RNA with the orcinol reaction [19] and protein according to Lowry et al. [20]. [^{3}H]-radioactivity was determined in aliquots after precipitation with 5% trichloroacetic acid (TCA). The samples were washed with TCA over glass fibre filters under low vacuum, dried on air, incubated with 0.3 ml Soluene tissue-solubilizer and counted in a toluene-based scintillation mixture (5 g PPO, 0.3 g POPOP/l) in a liquid scintillation spectrometer.

Results

Protein composition of Chromatin S and Chromatin P

The proteins of Chromatin S and Chromatin P were investigated in polyacrylamide SDS-slab gels. Whereas the composition of the histones is similar in both chromatin fractions [13], the NHPs are distributed unevenly as can be seen in Fig. 1 for the liver. In the low molecular weight range (< 30 K) a relative enrichment of proteins is found in Chromatin S. Most of these proteins, however, could be identified as ribosomal proteins (see below). Between 30 K and 42 K, where the main proteins of the hnRNP-40S-particles (informosomal proteins) are described to migrate [21–23], strong protein bands in the gels are observed in Chromatin P, whereas Chromatin S is relatively poor in these protein species.

Characteristic differences between the two chromatin fractions are also found in the region of 60 K to 75 K corresponding to proteins of the nuclear matrix and hnRNP [6, 22]. As should be expected, Chromatin P representing the "residual" nuclei and containing both chromatin and the nuclear membrane and matrix, exhibits a richer pattern of proteins in this region than Chromatin S (bands at 64 K, 66 K, 69 K, 73 K, and 75 K). Proteins characteristic for Chromatin S appear at about 95 K and in the very high molecular weight range. In addition to specific proteins, there is a high number of NHPs obviously common to all three different nuclear fractions.

The bulk of the high mobility group (HMG) proteins 1 and 2 which were first described by GOODWIN and JOHNS [24] appears under the applied salt conditions in the supernatant. The position of HMG 1 is indicated in Fig. 1.

The protein/DNA ratio for thymus nuclei and for liver nuclei was determined to be 1.6 and 2.8, respectively. In agreement with the lower protein content of thymus nuclei, Chromatin S and Chromatin P exhibit gel patterns with a markedly lower amount of NHPs than in liver. As can be seen from Fig. 2, Chromatin S contains especially in the region of higher molecular weight (> 30 K) only faint bands, except for some proteins at 32 K—33 K and 46 K—50 K which, however, represent ribosomal proteins as will be shown below. In contrast to liver, Chromatin P from thymus reveals a very low content of informosomal proteins, and the pattern in the region of the matrix proteins shows only one predominating band at 69 K and a weaker band at 73 K. The low content of informosomal proteins in Chromatin P of thymus correlates with its low RNA/DNA ratio which was found to be 0.03 (liver 0.2). On the other hand, the HMG proteins 1 and 2 are present as strong bands in the supernatant fraction (Fig. 2).

Liberation of RNP from liver chromatin by RNase

To discriminate between "real" chromosomal, i.e. DNP-related NHPs and proteins originating from other structures like hnRNP, matrix or nucleolus, we have first tried to exclude the proteins bound to nuclear RNP. Following a report on the exclusion of 60—70% of RNP from the bulk chromatin of rat brain by RNase [22] we added RNase A to the salt medium during isolation of Chromatin S to digest the RNA and, thereby, liberated the RNP-bound proteins. After this procedure, Chromatin S is almost entirely freed from RNA, whereas in Chromatin P approximately 65% of the RNA were digested. Fig. 3 shows the densitographs of the SDS-PAGE of the chromosomal proteins after RNase digestion. A drastic removal of NHPs from Chromatin P occurred at 30 K—42 K, where the informosomal proteins were located before. However, a polypeptide of 38 K remains bound to DNP in both chromatin fractions.

In the matrix region two protein bands of approximately 64 K and 66 K disappeared from Chromatin P by RNase digestion. Consequently, they seem to be associated with RNP. On the basis of protein determinations before and after RNA-digestion at least about 65% of the NHP from Chromatin P and about 25% from Chromatin S should represent RNP-specific proteins.

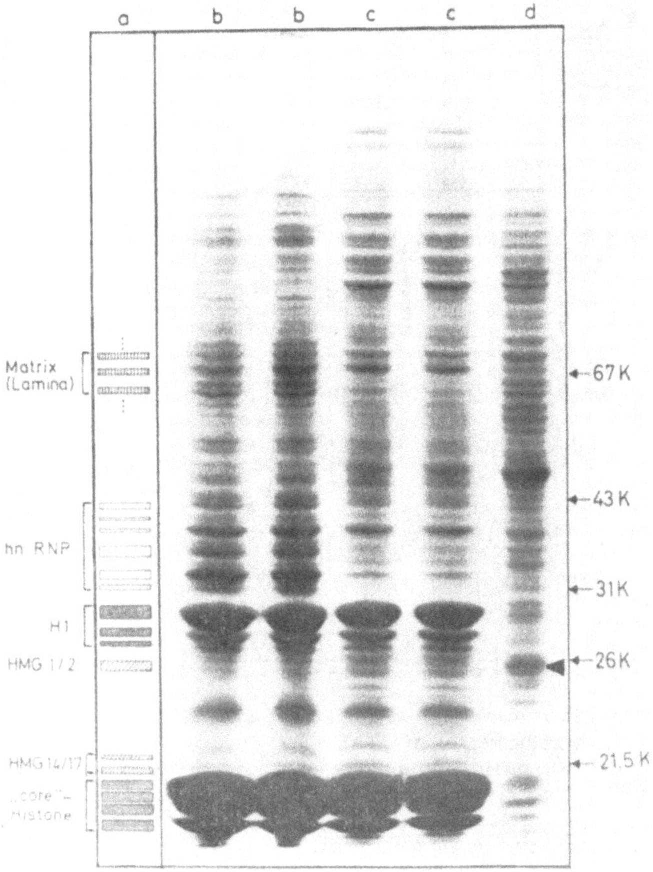

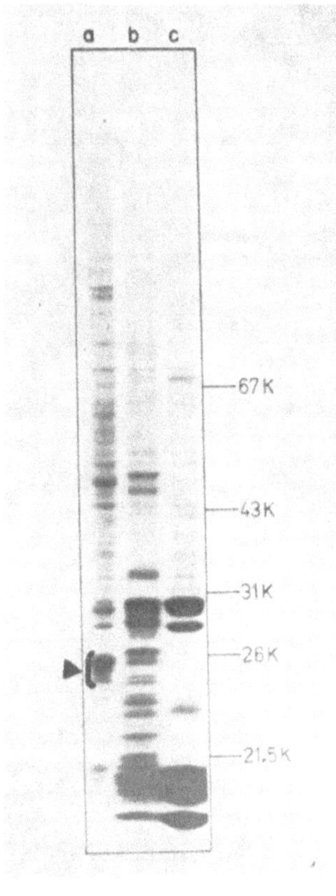

▲ Fig. 2

◄ Fig. 1

Fig. 1. Protein composition of chromatin fractions from rat liver nuclei in SDS-PAGE. a) Schematic banding pattern of known nuclear proteins; b) Chromatin P; c) Chromatin S; d) supernatant fraction. Arrows indicate molecular weight markers (trypsin inhibitor, chymotrypsinogen A, DNase I, ovalbumin, bovine serum albumin). The protein HMG 1 is indicated by ◄. For details see Materials and methods.

Fig. 2. Protein composition of chromatin fractions from rat thymus nuclei in SDS-PAGE. a) Supernatant fraction; b) Chromatin S; c) Chromatin P. Proteins HMG 1 and 2 are indicated by ◄

Fractionation of Chromatin S by sucrose gradient centrifugation

For a more detailed analysis of the nonhistone moiety bound to the salt-soluble decondensed chromatin we have furthermore fractionated Chromatin S by sucrose gradient centrifugation. Fractionation of Chromatin S from liver by this procedure resulted in a broad sedimentation profile, which was divided into five fractions (Fig. 4). Fractions 1—3 contain chromatin as proved by their DNA and histone constituents (see below). The amount of fraction 1 correlates positively with the percentage of Chromatin S extracted from the nuclei (see Fig. 4). The

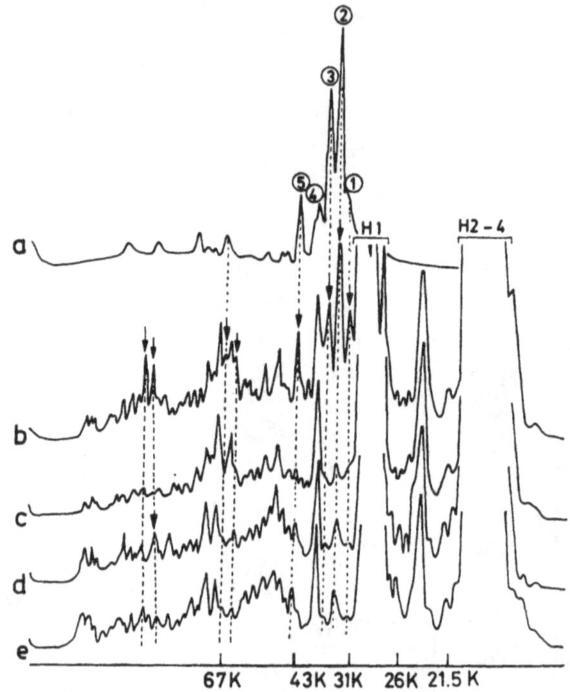

Fig. 3. SDS-PAGE of proteins from Chromatin S and Chromatin P after RNase treatment (densitographic representation).
a) hnRNP-standard (40 S-RNP-particles): main proteins are 1—31 K, 2—32 K, 3—35 K, 4—38 K, 5—42 K; b) Chromatin P, control; c) Chromatin P, after RNase treatment; d) Chromatin S, control; e) Chromatin S, after RNase treatment. Arrows indicate proteins removed after enzymatic treatment.

analysis of the DNA revealed molecular weights of $4.2 \cdot 10^6$ (fraction 1), $2.0 \cdot 10^6$ (fraction 2) and $0.8 \cdot 10^6$ (fraction 3) on the average (HEYMANN et al., unpublished). In the case of Chromatin S from thymus, a similar sedimentation behaviour was observed (Fig. 5), only that fraction 2 (showing a sedimentation coefficient of 60 S) and fraction 3 (sedimentation coefficient of 40 S) are dominant. The sharp peaks of fraction 2 and 3 seem to indicate the presence of distinct particles.

The result of the SDS-PAGE of the proteins from the liver fractions is shown in Fig. 6. NHPs of higher molecular weight are almost absent from fraction 1. Fraction 2 also contains only faint bands with the exception of distinct bands at about 32 K, 46 K, and 50 K which are obviously ribosomal proteins (see below). Thus, one can conclude that the bulk of the salt-soluble chromatin would contain, if at all, only loosely bound NHPs. A remarkable NHP band can be observed only at 38 K. The protein at 23 K represents probably the histone derivative A24 [25]. Fig. 6b shows the proteins of the sucrose gradient fractions from Chromatin S extracted at 37 °C instead of the usual 0 °C. Although at 37 °C a considerably higher amount of Chromatin S was extracted from the nuclei (32%) the protein moieties of the sucrose fractions 1 and 2 remain as poor as in the control (0 °C, Fig. 6a), however only one chromatin-bound NHP at 38 K can be

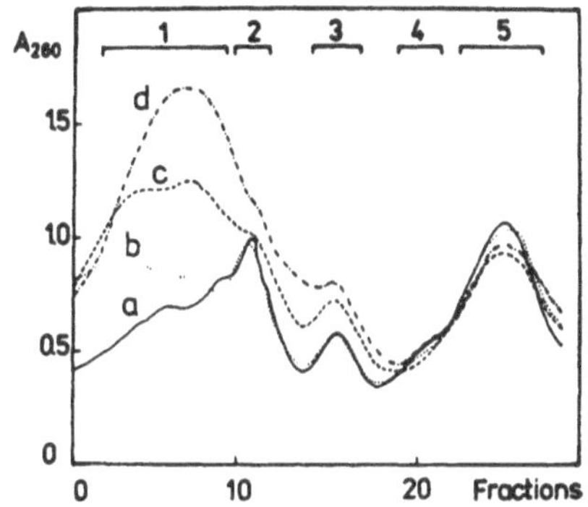

Fig. 4

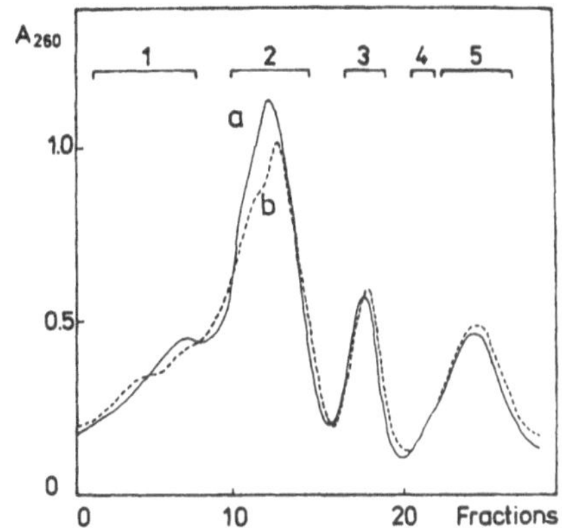

Fig. 5

Fig. 4. Fractionation of Chromatin S from rat liver in a 10–40% sucrose gradient. Sedimentation from right to left. Numbered brackets indicate pooled fractions. Chromatin from experiments with different extraction rates (% of total nuclear chromatin liberated by ammonium sulfate lysis) was used (a) 8.3%; b) 10.7%; c) 13.5%; d) 21.5%

Fig. 5. Fractionation of Chromatin S from rat thymus nuclei in a 10–40% sucrose gradient. Sedimentation from right to left. Numbered brackets indicate pooled fractions. Chromatin extracted from the nucleus in % of total a) 6.2%; b) 5.8%.

observed (except the A24 protein). The 38 K protein is obviously the only NHP which is bound relatively strongly to the mass of the salt-soluble decondensed chromatin. Only fraction 3 of liver representing not more than 10–15% of Chromatin S is enriched in NHPs of high molecular weight. These NHPs include informosomal proteins and proteins of molecular weights similar to that of matrix proteins (Fig. 6a and b). Fraction 3 of thymus, however, shows only a very faint pattern of NHPs $>$ 30 K (Fig. 7).

The mass of the newly synthesized RNA of Chromatin S from liver is also associated with fraction 3 (Fig. 8). However, only a relatively small part of the newly synthesized RNA appears in Chromatin S; more than 80% of it remains associated with the nonsolubilized material of Chromatin P (Table 1). The comparison of the specific activities of the RNA does not reveal any significant differences between the two chromatin fractions.

Both in thymus and liver the mass of the HMG proteins 1 and 2 [24] appears, obviously as a consequence of the applied salt concentration, on top of the sucrose gradient (fraction 5), non-bound to DNP. But there is a specific ladder of low molecular weight proteins in fractions 2 and 3. A comparison of the low molecular weight proteins of fraction 3 with the proteins of the small ribosomal subunit (Fig. 9) and of the proteins of fraction 2 with the proteins of the large subunit (Fig. 10) yielded similar patterns for the proteins of the corresponding subunit and those of the checked sucrose gradient fraction. Thus, we come to the conclusion that the proteins indicated in Figs. 9 and 10 by arrows represent ribosomal proteins. This conclusion is further supported by the result of preliminary electron microscopical investigations which have revealed that there are particles in fraction 2 and 3 which resemble in size and form the large and small ribosomal subunit, respectively. Fraction 1 represents pure nucleosome chains (Fig. 11).

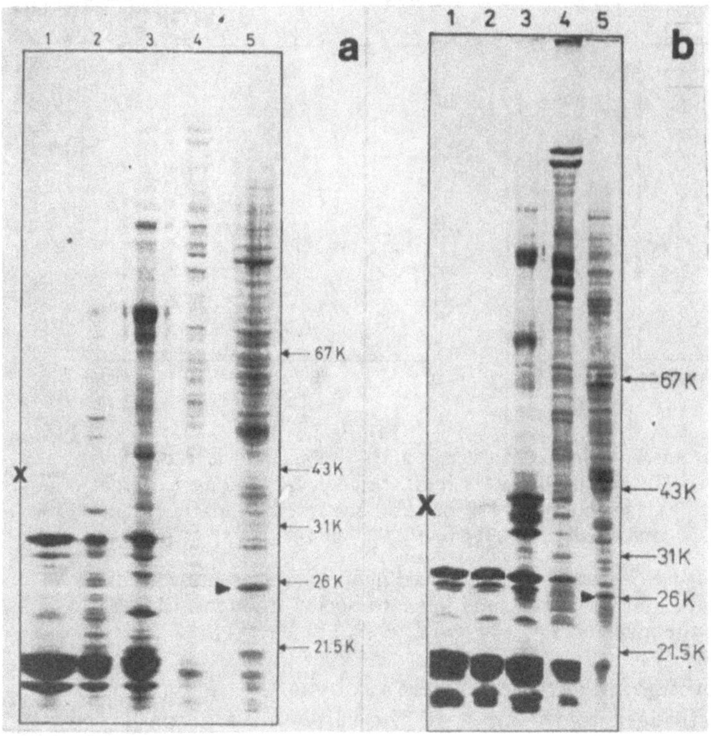

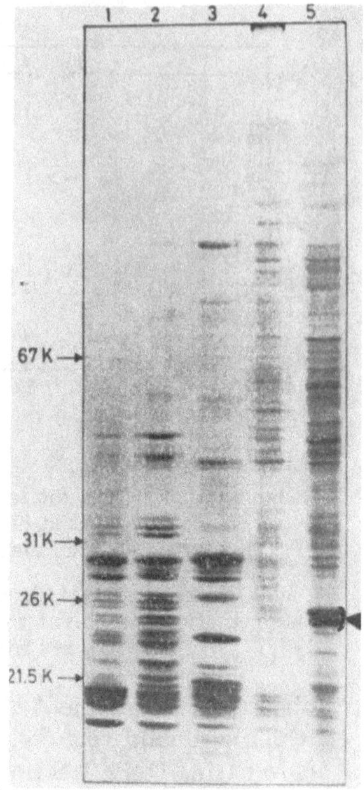

Fig. 6 ▲ Fig. 7 ▶

Fig. 6. SDS-PAGE of proteins of Chromatin S (liver) centrifuged in a sucrose gradient. Numbers of the lanes correspond to the pooled fractions as indicated in Fig. 4.
The nuclei were salt treated, a) at 0 °C yielding 14% of salt-soluble chromatin; b) at 37 °C yielding 32% of salt-soluble chromatin. The protein 38 K is indicated by X. Protein HMG 1 is indicated by ◀.

Fig. 7. SDS-PAGE of proteins of Chromatin S (thymus) centrifuged in a sucrose gradient. Numbers of the lanes correspond to the pooled fractions as indicated in Fig. 5. Protein HMG 1 and 2 are indicated by ◀.

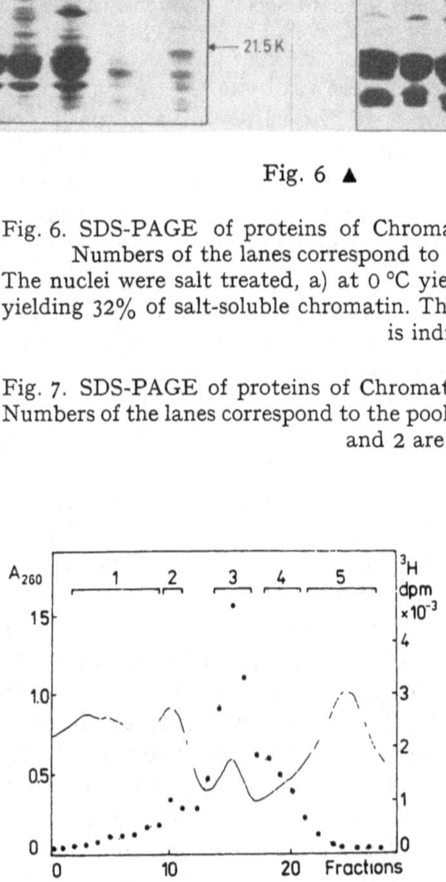

Fig. 8. Distribution of newly synthesized RNA in fractions of Chromatin S from liver after sucrose gradient centrifugation. Conditions as in Fig. 4. Labelling 30 min in vivo with 30 μCi/rat of [^{3}H]orotic acid. ——— A_{260}; .... dpm (acid precipitable radioactivity).

Table 1

Distribution of newly synthesized RNA over fractions of rat liver chromatin. Labelling for 30 min in vivo with 30 μCi [^{3}H]orotic acid per rat. Results of three independent experiments. For preparation of the fractions see Material and methods.

	Experiment	^{3}H (dpm · 10^{-6})	DNA (mg)	RNA (mg)	dpm/mg RNA · 10^6
Nucleus	1	2.31	14.25	2.92	0.79
	2	1.82	10.30	2.05	0.89
	3	2.05	11.28	2.31	0.88
Supernatant	1	0.05	0.09	0.08	0.62
	2	0.08	0.06	0.09	0.90
	3	0.11	0.12	0.14	0.79
Chromatin S	1	0.22	1.97	0.34	0.65
	2	0.24	1.64	0.31	0.77
	3	0.31	1.82	3.39	0.79
Chromatin P	1	2.01	12.80	2.55	0.79
	2	1.41	8.32	1.60	0.88
	3	1.63	8.21	1.68	0.97

Fractionation of Chromatin S and Chromatin P by metrizamide gradient centrifugation

Since sucrose gradient fractionation gave no clear separation of the different constituents of Chromatin P (not shown), we employed isopycnic centrifugation in metrizamide for both Chromatin S and Chromatin P. Fig. 12 shows the sedimentation profile of Chromatin S from liver in a metrizamide gradient. The supernatant fraction had been removed before and the chromatin was resuspended in 1 mM EDTA. The mass of Chromatin S, representing about 80% of the material of this fraction sediments at a density of 1.20 g/cm^3 (fraction C) with a shoulder up to a higher density of 1.26 g/cm^3 (fractions A1 and A2). The A-fractions contain most of the newly synthesized RNA as indicated by the acidic precipitable ^{3}H-activity. They do not represent "pure" RNP but include chromatin material as evidenced by their DNA content. Fraction R is very poor in DNA and histones. The localization of some chromatin material at a density of about 1.26 g/cm^3 indicates a higher protein/nucleic acid ratio for this part of chromatin since protein in metrizamide sediments at higher densities than RNA and DNA [16]. The chromatin of the main peak (fraction C) contains, like fraction 1 of the sucrose gradient, only a small amount of NHPs (Fig. 13). Most of the NHPs as well as the low molecular weight ribosomal proteins occur in fractions A1 and A2. These fractions also contain matrix proteins and the bulk of the high molecular weight hnRNP-proteins. The evident correlation of high molecular weight and informosomal proteins with the newly synthesized RNA in the region of the heavier chromatin shoulder suggests that this material corresponds to that of fraction 3 after sucrose gradient centrifugation. But, since more than 80% of the newly synthesized RNA is found in Chromatin P, this fraction was also investigated by isopycnic centrifugation in metrizamide (Fig. 14). Like in the case of Chromatin S, the main peak of Chromatin P is found at a density of 1.20 g/cm^3 (fraction C).

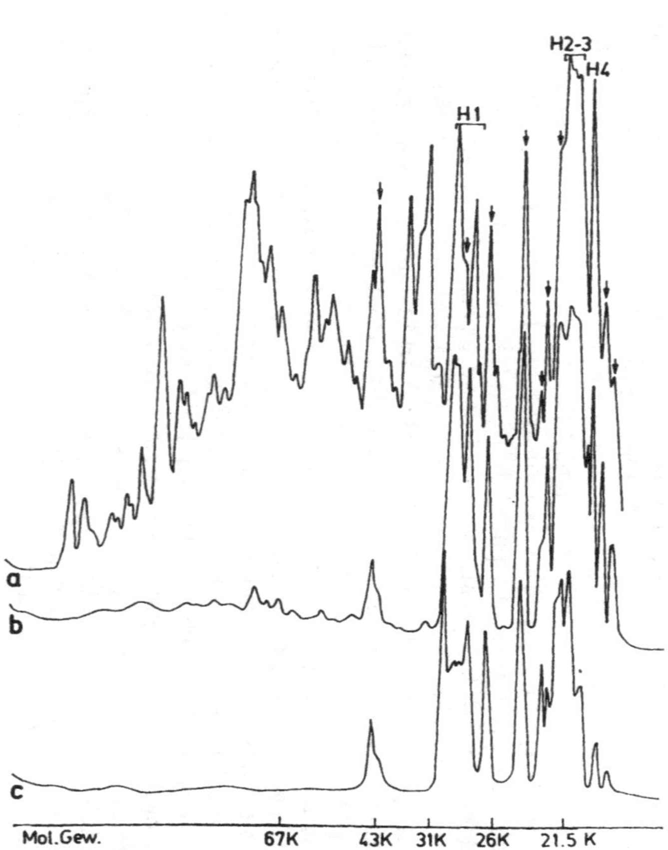

Fig. 9. Identification of low molecular weight NHP in sucrose gradient fraction 3 as ribosomal proteins by SDS-PAGE (densitographic representation).
a) Fraction 3 from liver; b) fraction 3 from thymus; c) proteins of the small ribosomal subunit. Arrows in a) indicate identified ribosomal proteins.

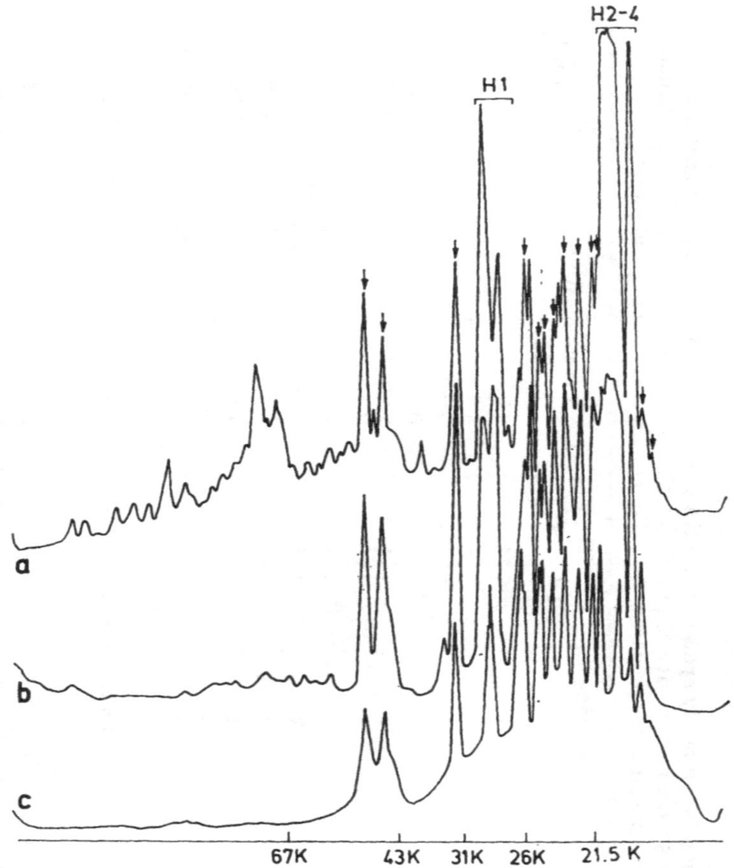

Fig. 10. Identification of low molecular weight NHP in sucrose gradient fraction 2 as ribosomal proteins by SDS-PAGE (densitographic representation).
a) Fraction 2 from liver; b) fraction 2 from thymus; c) proteins of the large ribosomal subunit. Arrows in a) indicate identified ribosomal proteins

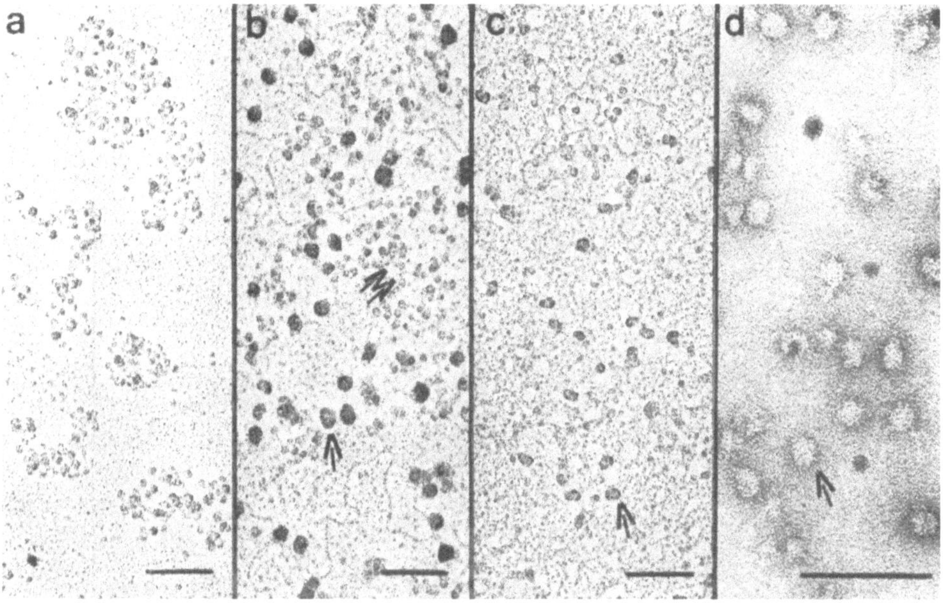

Fig. 11. Electron micrographs of the three fractions of Chromatin S from liver obtained after sucrose gradient centrifugation (rotary shadowed with platinum).

a) fraction 1: representing pure chromatin; b) fraction 2: containing the large ribosomal subunit (arrow) and nucleosome chains (double arrow); c) fraction 3: containing the small ribosomal subunit (arrow) and some undefined material. d) fraction 2 from thymus (negatively stained with uranyl acetate): containing preferentially the large ribosomal subunit (arrow). The bars indicate 100 nm

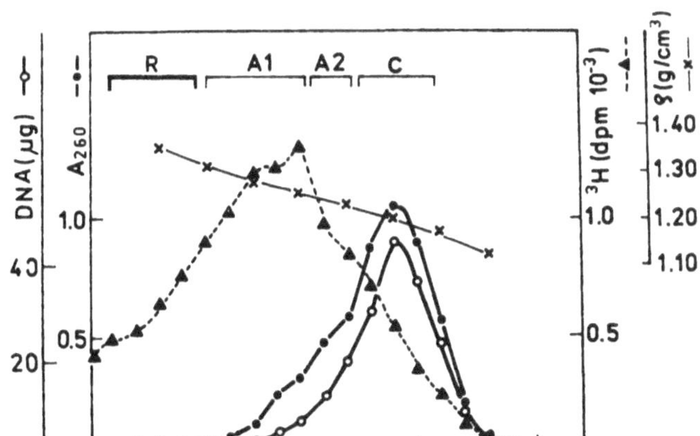

Fig. 12. Isopycnic centrifugation of Chromatin S from liver in metrizamide.
Chromatin S was pelleted by centrifugation, resuspended in 1 mM EDTA and processed for metrizamide gradient centrifugation as described in detail in Materials and methods. Fractions were pooled as indicated by the brackets.

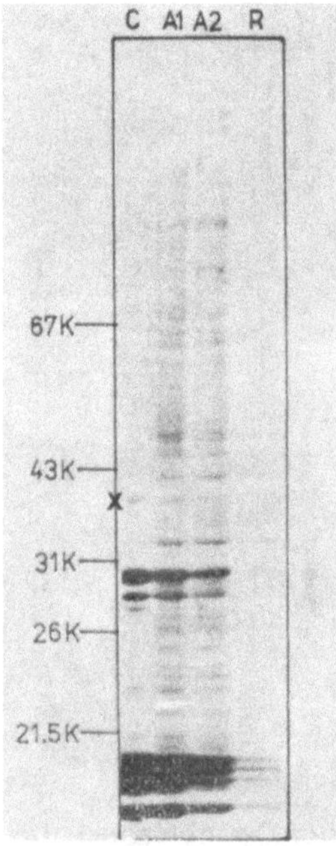

Fig. 13

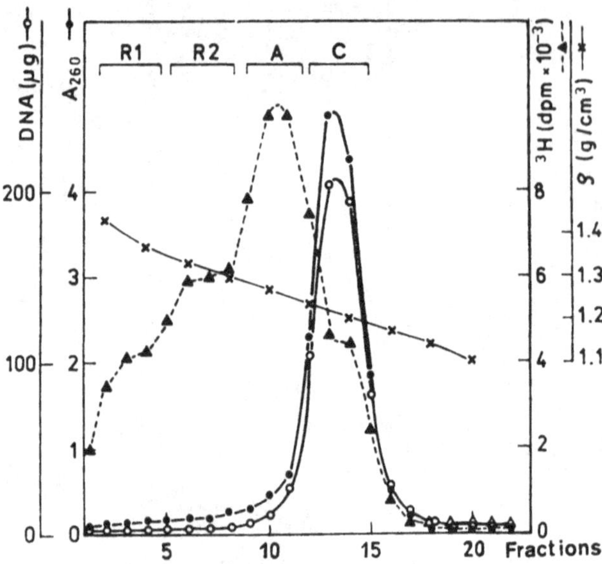

Fig. 14

Fig. 13. SDS-PAGE of proteins from Chromatin S after centrifugation in metrizamide. C, A1, A2, and R designate the pooled fractions as indicated in Fig. 12. The protein 38 K (see text) is indicated by X.

Fig. 14. Isopycnic centrifugation of Chromatin P from liver in metrizamide. Chromatin P was resuspended in 1 mM EDTA, slightly sonicated and processed for metrizamide centrifugation as described in detail in Materials and methods.

Since the shoulder of DNA-containing material at 1.26 g/cm^3 is not clearly distinguishable from fraction C, fraction A was pooled according to the main peak of newly synthesized RNA.

Besides the main RNA peak at about 1.26 g/cm^3, a considerable amount of the newly synthesized RNA occurred in the high density zones of the gradient (fractions R1 and R2). The gel patterns of the corresponding fractions are shown in Fig. 15. Fraction C is very poor in NHPs while fraction A is enriched in high molecular weight NHPs and informosomal proteins. The R-fractions with only faint bands of histones show the highest relative amount of informosomal proteins. Based on these results, fractions R1 and R2 should represent hnRNP removed either artificially from the template during the fractionation procedures or as finished RNP chains in the transcription process, whereas fraction A still seems to contain nascent RNP.

The exclusion of the nucleoli which band also at about 1.26 g/cm^3 had no drastic effect on the protein composition of fraction A, except the removal of some rRNP-specific and low molecular weight proteins (results not shown). The high enrichment and the specific pattern of NHPs in fraction A remained clearly preserved after removal of the nucleoli.

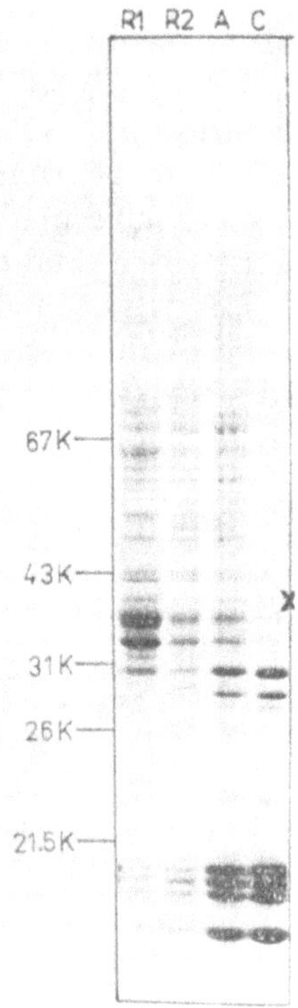

Fig. 15. SDS-PAGE of proteins from Chromatin P after centrifugation in metrizamide. C, A, R1, and R2 designate the pooled fractions as indicated in Fig. 14. The protein 38 K (see text) is indicated by X.

Discussion

Rat liver and thymus chromatin show significant differences in the content of their NHP components

In the present study, liver nuclei containing a high amount of decondensed chromatin have been compared with thymus nuclei which are poor in decondensed chromatin with regard to their NHP composition.

In liver, both the salt-soluble decondensed chromatin (Chromatin S) and the residual nuclei (Chromatin P) exhibit rich NHP patterns, whereas the two corresponding fractions from thymus are highly diminished in most of the different NHP groups. The presence of HMG 2 only in the thymus but not in the liver is in agreement with the finding of other authors according to which this protein occurs preferentially in proliferating tissues [26]. Refering to the suggestion that HMG 1 could play a role in the regulation of transcriptional activity [27] it seems to be surprising that the widely repressed thymus contains a similar or even higher level of HMG 1 than the active liver.

The significant reduction of hnRNP-specific informosomal proteins of about 30 K—42 K in the case of thymus, however, correlates with the low amount of RNA in thymus nuclei which seems to be a reflection of the relatively high degree of inactivation of transcription in thymus. The results support a strongly positive correlation between the appearance of these proteins in the nuclei and the RNA synthesis. Our finding confirms the proposals of Stunnenberg et al. [28] according to which nuclei in a transcriptionally active state should be enriched in informosomal proteins. These conclusions were based on the result that inhibition of hnRNA synthesis in rat liver by α-amanitin leads to a preferential decrease of the informosomal proteins [28]. At variance with the result of the α-amanitin inhibition, however, we found that the transcriptionally repressed thymus nucleus is also strongly diminished in NHPs of higher molecular weight, especially in the range of molecular weights at 60 K—75 K representing proteins of the nuclear matrix [6—8] and hnRNP. Only one significant band at 69 K and a minor band at 73 K were found in thymus nuclei. Thus, one might suggest that the inactivation of the nucleus as indicated by a low content of decondensed chromatin and a repressed transcriptional activity correlates with a strong reduction of the amounts of nuclear matrix proteins.

The bulk of both decondensed and condensed chromatin is poor in tightly bound NHPs

The salt-soluble decondensed chromatin (Chromatin S) can be further fractionated by sucrose gradient centrifugation into three chromatin-containing fractions (1, 2 and 3). The ladder of the low molecular weight proteins migrating in SDS-PAGE between histone H1 and the core histones and at about 32 K and 46 K—50 K, which are enriched especially in fraction 2 and 3 of thymus and liver, has been identified by us as ribosomal proteins of the large and small ribosomal subunit, respectively. Whether they derive from the nuclei or from cytoplasmic contamination could not be clarified. The presence of newly synthesized ribosomal subunits in nuclei from regenerating liver has been described by USAMI and OGATA [29].

The sucrose gradient fraction 1 from liver, which showed in electron micrographs pure chromatin, was free of contaminating ribosomal proteins and contained besides the full complement of the histones only one NHP of about 38 K and a low molecular weight protein at 23 K, representing probably the histone derivative A24. The characteristics and the functional role of the 38 K protein which was found in thymus chromatin only as a minor component are unknown as yet. Since it has been identified also in isolated oligonucleosomes as the singular bound NHP (except protein A24) (LINDIGKEIT et al., unpublished) this protein might be a "real" DNP-bound NHP deserving further investigation.

As shown by isopycnic banding in metrizamide, not only the decondensed chromatin, but also the bulk of the (mostly condensed) chromatin from the residual nuclei (Chromatin P) is very poor in NHPs. This result is not the consequence of the treatment of the nuclei with 0.1 M ammonium sulfate. Similar findings were obtained if the nuclei were fractionated in the same way without prior salt influence (this result will be published elsewhere). Recently it has been shown indirectly by electrophoretic comparison of the different compartments of the nucleus that more than 80% of the nuclear NHPs belong to matrix- and RNP-structures [8]. In this context our results confirm by direct evidence that the bulk of the nuclear chromatin — both decondensed and condensed — contains only minor amounts of NHPs bound to the DNP-fibre. Relative enrichment of tightly bound NHPs in condensed chromatin was reported by others [30]. In the light of our results it should be caused by a contamination with RNP-specific and matrix proteins.

A minor chromatin fraction is enriched in NHP and newly synthesized RNA

By sucrose gradient centrifugation and isopycnic banding in metrizamide, a minor chromatin fraction was found in Chromatin S from liver (fraction 3 from the sucrose and fraction A from the metrizamide gradient.) This small fraction showing a significant accumulation of informosomal proteins matrix proteins, and other high molecular weight proteins and containing the mass of newly synthesized RNA of Chromatin S, could be considered as a candidate for transcriptionally active chromatin.

The high amount of matrix proteins in this fraction is in agreement with the suggestion of MILLER et al. [4] that a transcriptionally active complex should be composed of DNP fibrils with nascent RNA chains and internal matrix components to which at least the RNA chains are bound. On the other hand, under the extraction conditions usually employed by us (0 °C) only up to 20% of total chromatin was liberated from the nuclei. Thus, in the residual nuclei (Chromatin P) containing the main portion of the newly synthesized RNA there was also a putatively transcriptionally active chromatin fraction found obviously deriving from non-extracted decondensed chromatin. Hybridisation studies for a direct evidence of the transcriptional activity of this fraction are now in progress.

Acknowledgements

We thank Dr. I. JUNGHAHN, Department of Cell Physiology of our institute, for providing proteins of ribosomal subunits of rat liver for comparative purposes in the SDS-PAGE analysis. The expert technical assistance of HEIDRUN PETER is also gratefully acknowledged by the authors.

Referencess

[1] STEIN, G. S., and L. D. KLEINSMITH (Eds): Chromosomal Proteins and their Role in the Regulation of Gene Expression, Academic Press, New York 1975
[2] MAC GILLIVRAY, A. J., and D. RICKWOOD in: Biochemistry of Differentiation. J. PAUL, (Ed.). Butterworth, London, p. 301
[3] BUSCH, H. (Ed.): The Cell Nucleus. Vols. 4—7. Academic Press, New York 1978—1979
[4] MILLER, T. E., C. Y. HUANG, and A. O. POGO: J. Cell Biol. **76**, 675 (1978)
[5] DWYER, N., and G. BLOBEL: J. Cell Biol. **70**, 581 (1976)
[6] BEREZNEY, R.: J. Cell Biol. **85**, 641 (1980)
[7] COMINGS, D. E., and T. A. OKADA: Expl Cell Res. **103**, 341 (1978)
[8] PETERS, K. E., and D. E. COMINGS: J. Cell Biol. **86**, 135 (1980)
[9] PEDERSON, T.: Int. Rev. Cytol. **55**, 1 (1978)
[10] GOTTESFELD, J. M.: Meth. Cell Biol. **16**, 421 (1977)
[11] MATHIS, D., P. OUDET, and P. CHAMBON: Progr. Nucl. Acid Res. molec. Biol. **24**, 1 (1980)
[12] LINDIGKEIT, R., M. BÖTTGER, C.-U. v. MICKWITZ, H. FENSKE, L. KARAWAJEW, and K. KARAWAJEW: Acta biol. med. germ. **36**, 275 (1977)
[13] FENSKE, H., G. SCHMIDT, L. KARAWAJEW, S. HEYMANN, M. BÖTTGER, H. BILLWITZ, I. EICHHORN, and R. LINDIGKEIT: Acta biol. med. germ. **39**, 343 (1980)
[14] v. MICKWITZ, C.-U., H. FENSKE, and R. LINDIGKEIT: Stud. biophys. **79**, 15 (1980)
[15] CHAVEAU, J., J. Y. MOULÊ, and C. ROUILLIER: Expl Cell Res. **11**, 317 (1956)
[16] BIRNIE, G. D., D. RICKWOOD, and A. HELL: Biochim. biophys. Acta **331**, 283 (1973)
[17] LAEMMLI, U. K.: Nature, Lond. **227**, 680 (1970)
[18] BURTON, K.: Biochem. J. **63**, 315 (1956)
[19] MEYBAUM, W.: Hoppe-Seyler's Z. physiol. Chem. **258**, 177 (1939)

[20] LOWRY, D. H., N. J. ROSEBROUGH, A. L. FARR, and R. J. RANDALL: J. biol. Chem. **193**, 265 (1951)
[21] SAMARINA, O. P., E. M. LUKANIDIN, J. MOLNAR, and G. P. GEORGIEV: J. molec. Biol. **33**, 251 (1968)
[22] GATTONI, R., H. GALLINARO-MATRINGE, M. JACOB, and J. STEVENIN: J. microscop. Biol. Cell. **26**, 79 (1976)
[23] WILKS, A. F., and J. T. KNOWLER: Electrophoresis **1**, 155 (1980)
[24] GOODWIN, G. H., and E. W. JOHNS: Meth. Cell Biol. **16**, 257 (1977)
[25] GOLDKNOPF, I. L., C. W. TAYLOR, R. M. BAUM, L. C. YEOMAN, M. O. J. OLSON, A. W. PRESTAYKO, and H. BUSCH: J. biol. Chem. **250**, 7182 (1975)
[26] SEYEDIN, S. M., and W. St. KISTLER: J. biol. Chem. **254**, 11264 (1979)
[27] JACKSON, J. B., J. M. POLLOCK, and R. L. RILL: Biochemistry **18**, 3739 (1979)
[28] STUNNENBERG, H. G., Ch. LOUIS, and C. E. SEKERIS: Expl Cell Res. **112**, 335 (1978)
[29] USAMI, K., and K. OGATA: FEBS Lett. **115**, 83 (1980)
[30] MONTAGNA, R. A., L. V. RODRIGUEZ, and F. F. BECKER: Archs Biochem. Biophys. **179**, 617 (1977)

Zusammenfassung

A. WEIHE, G. SCHMIDT, C.-U. v. MICKWITZ und R. LINDIGKEIT: Unterscheidung verschiedener Gruppen von Nichthistonproteinen in Chromatinfraktionen von Zellkernen aus Leber und Thymus der Ratte

Nichthiston-Proteine (NHPs) des salzlöslichen Chromatins (Chromatin S) und des Rest-Kerns (Chromatin P) aus Leber und Thymus von Ratten wurden mittels SDS-Polyakrylamidgel-Elektrophorese charakterisiert. Die beiden Chromatinfraktionen der Leber zeigten signifikante Unterschiede in ihren NHP-Elektrophoresemustern, wobei der größte Teil der hnRNP- und der Kern-Matrix-Proteine im Chromatin P erschien. In Übereinstimmung mit dem wesentlich niedrigeren Proteingehalt des Thymuszellkerns wiesen die Elektrophoresemuster der entsprechenden Thymusfraktionen nur schwache NHP-Banden auf. So zeigte z. B. Chromatin P aus Thymus einen sehr geringen Anteil an hnRNP-spezifischen Proteinen vom Molekulargewicht 30000 bis 40000 (30 K—40 K). Das ist in Übereinstimmung mit dem deutlich niedrigeren RNA-Gehalt des Thymuskerns im Vergleich zu Zellkernen aus Leber. In der Region der Matrix-Proteine (60 K—75 K) befanden sich im Chromatin P des Thymus nur zwei Protein-Banden von etwa 64 K und 73 K, während für die entsprechende Leberfraktion fünf starke Banden bei 64 K, 66 K, 69 K, 73 K und 75 K gefunden wurden. Mit Hilfe des RNase-Abbaus wurden „echte" chromosomale NHPs von hnRNP-spezifischen Proteinen unterschieden. Mindestens 65% der Proteine vom Chromatin P und 25% vom Chromatin S der Leber waren RNP- spezifische Proteine.

Die beiden Chromatinfraktionen wurden weiterhin durch Zentrifugation im Saccharose- bzw. Metrizamidgradienten aufgetrennt. In beiden Fällen waren in der jeweiligen Hauptfraktion von Chromatin S und P nur Spuren von NHPs vorhanden. Lediglich ein Protein vom Molekulargewicht 38 K zeichnete sich deutlich ab.

Nach beiden Zentrifugationsverfahren konnte von der Masse des Chromatins eine kleine Unterfraktion abgetrennt werden, die an neusynthetisierter RNA, hnRNP-spezifischen Proteinen, Matrix-Proteinen und anderen hochmolekularen NHPs angereichert war. Diese Chromatin-Unterfraktion könnte transkriptionsaktives Chromatin darstellen.

Acta biol. med. germ.. Band 41, Seite 625–633 (1982)

[1] Research Group of Neuroimmunology and Tumorimmunology, Department of Neurology, Division of Medicine, Wilhelm Pieck University, 2500 Rostock, GDR
[2] Department of Medicine (Charité), Humboldt University, 1040 Berlin, GDR

Histamine-receptor bearing lymphocytes

II. The use of flow cytofluorometric analysis of histamine-receptors on mouse lymphocytes of different organs

H. L. Jenssen[1], R. Eckert[2], E. Mix[1], U. Schulz[1] and S. Schnitzler[2]

(Received January 5, 1982)

Summary

The histamine binding capacity of cells in various lymphoid organs has been determined by flow cytofluorometric (FCF) analysis of histamine receptors. Using fluoresceinated bovine serum albumin conjugated to histamine (HIS-BSA-FITC) as a staining reagent two distinct lymphocyte subpopulations of differing fluorescence intensity have been identified in each organ investigated. The thymus has a low number of histamine-receptor bearing cells, while bone marrow, lymph nodes and spleen reveal increasing binding capacities to the histamine conjugate. It is suggested that there exists a different susceptibility of distinct lymphocyte subpopulations for histamine, thereby enabling its controlled immunoregulatory activity.

Introduction

Lymphocytes respond to a variety of substances (antigens), which are recognized by surface receptors. Functionally differentiated, or highly specialized cells, each possess their own particular spectrum of receptors enabling them to react to potential environmental signals in an appropriate manner, i.e. the specificity as well as the extent of lymphocyte reactions can be controlled by surface receptor-ligand interactions. One marker, obviously functioning as a physiological feedback receptor for the immune response, is characterized by the specificity for histamine [14].

Membrane receptors for histamine have been identified on lymphocytes by various techniques including binding on insolubilized histamine [1, 3, 4, 5, 9, 10, 12, 13, 16, 17] and "second" messenger assays consecutive to histamine receptor contact [11]. Solubilization, separation and partial biochemical characterization of specific H_1 and H_2 membrane receptors of thymic lymphocytes have been reported [7].

Minute analysis of receptor-histamine interactions has been successfully achieved by use of fluorescent ligands [6]. However, the membrane fluorescence intensity is mainly a result of cell size, receptor distribution, and receptor-ligand affinity,

Abbreviations: BSA: Bovine serum albumin, FCF: flow cytofluorometry, FITC: fluorescein-isothiocyanate, HIS-BSA-FITC: histamine-BSA-FITC, MEM: Eagle's minimal essential medium, W_1: electronic window 1, W_2: electronic window 2

leading to varying counts in subjective estimation of "positive" cells dependent on the visual threshold of the observer. Furthermore, in visual analysis of cytofluorescence only small total numbers of cells are counted, thereby causing considerable statistical errors. The use of flow cytofluorometry (FCF) for quantitation of cytofluorescence alleviates these problems, since the fluorescence detector is linear with respect to fluorochrome molecules per cell and the relative amount of ligand per cell can be represented in a fluorescence cytogram and histogram, respectively [2].

Recently, an analysis of histamine receptors on human peripheral lymphocytes based on the FCF-technique has been reported by OSBAND et al. [8]. Conjugated histamine was shown to bind to approximately 45% of the T cell population.

The aim of this investigation was to compare the binding capacity for histamine conjugates of lymphocytes of different organs in the mouse applying the FCF-technique.

Materials and methods

Animals

CBA male mice of our own breeding colony at the age of three months were used.

Cell suspensions

Spleen, lymph nodes or thymi, separately for each mouse, were cut into small pieces and pressed gently through a fine stainless steel mesh into cold Eagle's medium (MEM, Staatliches Institut für Immunpräparate und Nährmedien, Berlin, GDR). Bone marrow was fluished from the cavities of femurs with a syringe and needle containing cold MEM. The spleen erythrocytes were lysed by hypotonic shock with aqua dest. All cell suspensions were centrifugated at $500 \times g$ for 5 min, the supernatant fluids discarded, cells resuspended with MEM, and filtered through a fine gauze sieve. Each cell suspension was adjusted to a final concentration of $2 \cdot 10^6$/ml.

Preparation of histamine-BSA-FITC conjugates

The conjugates were prepared according to KEDAR and BONAVIDA [5], using 1-ethyl-3-(3-dimethylaminopropyl)carbodiimide-HCl (Serva, Heidelberg, FRG), histamine dihydrochloride (Sigma, St. Louis, USA), and bovine serum albumin (BSA; Serva, Heidelberg, FRG). Approximately 60–70 molecules of histamine (HIS) were bound per molecule BSA. The conjugate (HIS-BSA) was labelled with fluorescein-isothiocyanate (FITC; Serva, Heidelberg, FRG) and separated from free FITC using a Sephadex-G25 column.

Flow cytofluorometry

FCF measurements were performed by a Cytofluorograph system 30 L (Ortho Instruments, Westwood, Mass., USA) equipped with a multiparameter signal processor FC 300, a storage oscilloscope 5111, a 10-mW argon ion laser (488 nm), and a helium-neon laser (for red excitation). The light beam was focussed on the cells travelling in a laminar flow system. Detection of light scattered in the near forward direction (X-detector) for cell sizing and green fluorescent light (Y-detector) for estimation of cell-bound HIS-BSA-FITC was carried out by the standard Cytofluorograph electronics equipment, which accomplished the further signal processing as well. Analysis was performed on 2000–3000 cells/s, thereby guaranteeing a small statistical variation. Laser illumination of cells makes it possible to determine the equilibrium binding without separation of bound and free ligand (HIS-BSA-FITC) molecules provided that local concentration of membrane molecules significantly exceeds that of free molecules. This condition is fulfilled at low ligand concentrations, which have been used in the study, because in this case the FCF narrow-angle scatter light signal restrict the measurement on cell-bound material in the cell suspension. In general, a cytogram is generated from the analysis of at least 10000 cells represented on the oscilloscopic display as shown in Fig. 1 (abscissa: arbitrary units, proportional to pulse height of scattered light of cells; ordinate: green fluorescence intensity, proportional to binding of FITC-labelled ligand, i.e. number of ligand molecules bound per cell). Artefacts and fluorescence caused by unbound HIS-BSA-FITC were excluded by appropriate electronic discriminators. The electronic window W_2 collected all fluorescent cells within a sample and eliminated signals from cells not incubated with HIS-BSA-FITC as well as those produced by cells after incubation with the control conjugate BSA-FITC. Window W_1 was chosen for cells showing a high fluorescence per cell and for elimination of cells with very dim fluorescence, which has been observed at very low concentrations of HIS-BSA-FITC (1/80) in all experiments. Selected count of fluorescence cells in both areas is expressed as percentage of cells to be analyzed out of a sample.

Adjustment of cell concentration in all experiments was performed by the Cytofluorograph cell counting technique (coefficient of variation 1.5%) using a Helium-Neon-Laser and the operating mode, light scatter versus axial light loss.

Staining procedures

(a) The first protocol for staining of cells with the conjugates was to pellet $5 \cdot 10^6$ cells in a conical glass tube, resuspending the cells in 100 µl of the appropriate concentration of fluoresceinated conjugate in MEM: The suspension was incubated for 30 min at 37 °C, pelleted again, washed as indicated in Table 2 and resuspended to approximately 1 ml in MEM for measurement.

(b) A more practical protocol has been used in most experiments, avoiding loss of cells and reduction of viability, which is caused by the high concentration and the washing of stained

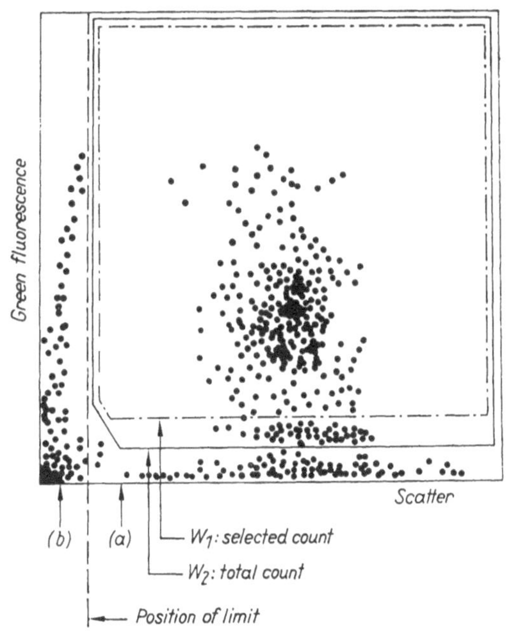

Fig. 1. Example of a FCF-cytogram of murine spleen cells stained by FITC-labelled histamine-BSA conjugate with a "window" set by front panel controls to permit a selected count of the stained cells (those bearing histamine receptors).
(a) unstained cells; (b) debris/aggregated conjugate; (W_1) cells with high fluorescence intensity; (W_2) total number of fluorescent cells.
Abscissa: amplitude of scatter. Ordinate: amplitude of green fluorescence (see text for further details)

Table 1
Estimation of histamine binding murine lymphocytes[1]

Lymphoid organ	Electronic window	Dilution of HIS-BSA-FITC				
		1/10	1/15	1/20	1/30	1/40
Spleen	W_2	76.7 ± 4.5	70.2 ± 3.1	72.1 ± 8.5	45.4 ± 15.5	12.0 ± 4.4
	W_1	72.1 ± 5.1	53.5 ± 7.6	45.4 ± 7.8	13.5 ± 10.1	1.2 ± 0.8
		n = 8[2]	n = 5	n = 13	n = 9	n = 12
Lymph node	W_2	82.3 ± 1.7	82.9 ± 3.0	72.8 ± 6.1	62.0 ± 0.8	11.9 ± 7.1
	W_1	76.0 ± 7.3	65.9 ± 8.2	37.8 ± 2.5	22.1 ± 4.4	1.0 ± 0.2
		n = 3	n = 3	n = 3	n = 2	n = 3
Bone marrow	W_2	80.0 ± 4.0	78.3 ± 7.5	64.9 ± 6.5	33.5 ± 13.4	8.6 ± 2.8
	W_1	67.4 ± 8.0	62.0 ± 9.7	32.1 ± 8.0	8.1 ± 6.1	1.4 ± 1.1
		n = 8	n = 5	n = 9	n = 8	n = 8
Thymus	W_2	79.3 ± 5.7	66.3 ± 8.4	50.0 ± 12.8	30.0 ± 11.6	11.1 ± 4.7
	W_1	51.1 ± 8.0	30.0 ± 11.4	19.2 ± 9.2	8.4 ± 2.8	2.9 ± 2.6
		n = 9	n = 4	n = 8	n = 10	n = 9

[1] Binding of FITC-labelled histamine-BSA conjugate (HIS-BSA-FITC) to living cells stained according to protocol (b) of various lymphoid organs of male CBA mice at the age of 3 months was estimated by FCF technique. Results are given as percentage of total fluorescent cells as well as proportion of cells with high fluorescence intensity referring to the content of electronic windows W_2 and W_1, respectively (see "Materials and methods" for details of experimental procedure). Each value represents the mean ± SD of several experiments.

[2] n refers to number of experiments.

cells in procedure (a). For this staining $2 \cdot 10^5$ cells in 100 µl MEM were mixed with 10 µl of diluted conjugate and incubated for 18 min at 4 °C according to Fig. 2. Immediately after incubation the cells were analyzed on the Cytofluorograph without further washing. All measurements were carried out at room temperature.

Results

For the determination of optimum conditions of incubation procedure (b) the percentage of fluorescent cells was measured at different time intervals after addition of the conjugate to the cell suspension. At two concentrations representing, respectively, the maximum (1/40) and minimum (1/10) dilution of HIS-BSA-FITC stock solution in our experiments, the increase of fluorescent cells was terminated at least after 18 min (Fig. 2). This minimum incubation time, therefore, applies to all data cited below (Table 1, Fig. 3 and 4).

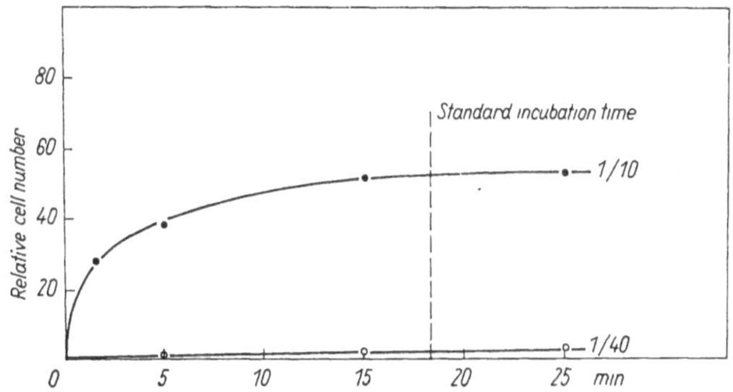

Fig. 2. Binding kinetics of FITC-labelled histamine-BSA conjugate to living murine spleen cells for the conjugate diluted 1/10 and 1/40, respectively. The staining procedure refers to protocol (b) of "Materials and methods" section. The values represent percentages of cells with high fluorescence intensity corresponding to the content of electronic window W_1 as measured by the FCF technique (see text for details)

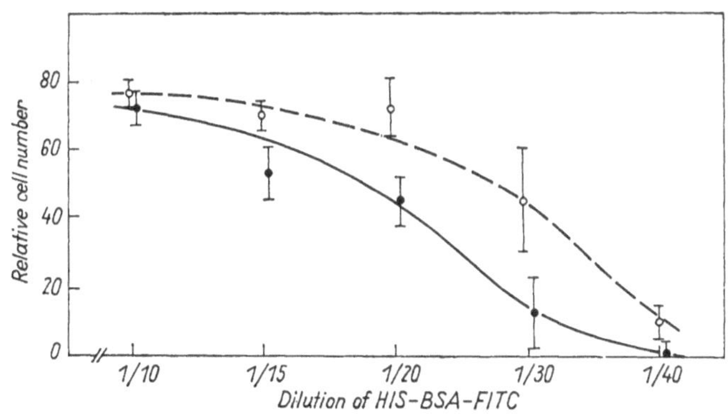

Fig. 3. Graphic representation of data present in Table 1, outlining the binding curves of murine spleen cells to fluoresceinated BSA conjugated to histamine (HIS-BSA-FITC). The values are the mean percentages of cells with high fluorescence intensity (●), and of total number of fluorescent cells (○) equivalent to the contents of electronic windows W_1 and W_2, respectively, as measured by FCF technique (for experimental details see "Materials and methods").

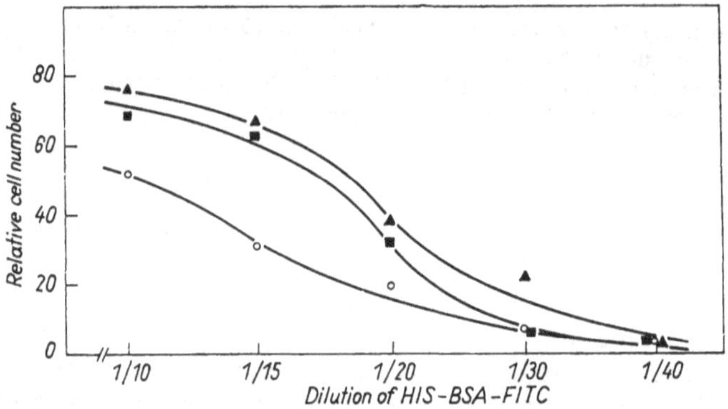

Fig. 4. Binding of FITC-labelled histamine-BSA conjugate (HIS-BSA-FITC) to cells of different lymphoid organs of CBA mice, representing graphically data of Table 1.
The values are the mean percentages of cells with high fluorescence intensity equivalent to the content of electronic window W_1 as measured by FCF technique (for experimental details see "Materials and methods").
▲: Lymph node cells, ■: bone marrow cells, ○: thymus cells

To estimate quantitatively the differences in the number of fluorescent cells of lymphocyte populations originating from distinct lymphoid organs (spleen, lymph node, thymus, bone marrow), the cells were incubated with various concentrations of the fluoresceinated conjugate. Preceding experiments had shown dilutions between 1/10 and 1/40 to be adequate for discrimination. In this range there is a progressive rise in the number of fluorescent cells with increasing concentrations of HIS-BSA-FITC conjugates (Table 1, Fig. 3 and 4). Furthermore, two main cell populations can be distinguished, one revealing obviously higher fluorescence intensity than the other (see Fig. 3). The unbound fluoresceinated conjugate shown in the far left of the cytogram is excluded from this picture (see Fig. 1). The cells with higher fluorescence intensity are counted in the electronic window W_1, whereas the percentage of lower fluorescent cells is defined by the difference of the contents of both windows ($W_2 - W_1$). Therefore, values of W_2 represent the total increase of labelled cells accompanying increasing concentrations of added HIS-BSA-FITC conjugate. If fluoresceinated bovine serum albumin (BSA-FITC) was used to label the lymphocytes in control experiments a cytogram was detected that corresponded to the background of unlabelled cells.

The "one step" incubation technique (b) has advantages in comparison to the staining procedure (a) from practical points of view as well as with respect to the reproducibility of the results. A strict dependency of the percentage of fluorescent cells on the number of poststaining washing processes has been recognized for procedure (a). Table 2 demonstrates the decreasing values owing to repeated washing of stained spleen cells. Hence, the two staining techniques gave somewhat different results concerning the percentages of fluorescent cells. However, with respect to the observed differences between lymphocyte populations of distinct origin, the results were corresponding in principle (not shown here).

Although the instrument adjustment was the same during all measurements, considerable intra- and interindividual changes of number and location of signals

Table 2
Influence of washing procedures on the binding of histamine conjugate to murine spleen lymphocytes[1]

Dilution of HIS-BSA-FITC	Number of washing procedures			
	none	one	two	three
1/10	72.4 (67.7)	42.5 (24.9)	36.8 (24.4)	33.0 (20.7)
1/15	69.1 (50.1)	39.1 (18.3)	30.7 (19.3)	27.9 (15.7)
1/20	56.5 (13.6)	20.6 (3.1)	20.0 (3.5)	16.2 (2.4)
1/30	11.2 (2.4)	2.9 (1.2)	2.4 (1.2)	n. d.

[1] Spleen cells of male CBA mice at an age of 3 months have been incubated with fluoresceinated bovine albumin conjugated to histamine (HIS-BSA-FITC) according to protocol (a) followed by the indicated number of washing procedures. The binding of the conjugate has been estimated by FCF technique. Results are expressed as percentages of total fluorescent cells as well as proportion of cells with high fluorescence intensity (values in parenthesis) referring to the content of electronic windows W_2 and W_1, respectively (see "Materials and methods" for technical details).

have been detected (see Table 2). At high concentrations (dilution 1/10) of the conjugate cell kinetic curves are levelling out (see Fig. 3 and 4). Saturation has been reached at about 80% fluorescent cells independent of its origin. Higher concentrations resulted in inconsistent findings and sometimes in the reduction of cytofluorescence. However, taking the 50% level of fluorescent cells as a criterion, there were remarkable differences between distinct lymphocyte populations with respect to the amount of HIS-BSA-FITC needed for "half-saturation", indicating considerably different binding capacities for histamine. From this point of view, a decreasing binding capacity for the conjugate has been established in the sequence spleen cells, lymph node cells, bone marrow cells, thymic cells. This holds true for the lymphocyte populations revealing high fluorescence intensity per cell (W_1) and the total fluorescent cell populations (W_2) as well (see Table 1).

Discussion

The binding of histamine-albumin conjugates to the surface membrane of lymphocytes is believed to be due to specific interactions with histamine receptors [1, 3, 4, 5, 10, 14, 16, 17]. The HIS-BSA-FITC conjugates were shown to be polycationic molecules, probably binding to N-acetylneuraminic acid containing residues on the surface of cells, as found in the case of rat mast cells [15]. Therefore, a non-specific binding to negatively charged groups of the lymphocyte membranes should also be taken into consideration.

Nevertheless, the interaction of HIS-BSA-FITC conjugates with lymphocytes is related to certain functions of the cells, e.g. suppression of some immune reactions [14]. Therefore, the estimation of the number of lymphocytes labelled with HIS-BSA-FITC may reflect a functional state of the immune system.

As expected, we found the number of fluorescent lymphocytes depending on the concentration of the conjugate (Tables 1 and 2, Figs 3 and 4). The binding sites seem to be saturable, and similar plateau values of the relative cell number in kinetic curves have been obtained for lymphocytes of different origin: $W_2 > 80\%$, W_1 50—75%. W_1 reflects the number of cells with high fluorescence, W_2 the total number of low and high fluorescent cells. The difference between our results and the findings of OSBAND et al. [8], who found approximately 45% histamine-positive human peripheral T cells using the same technique and comparable conjugates could be due to species differences, distinct organ distribution of histamine receptors, or the cell preparation procedures. In comparison to other experimental approaches for estimation of histamine receptor-bearing lymphocytes, e.g. rosetting with histamine-coated red blood cells [5, 12] or column fractionation [1, 3] the relative number of positive cells using the FCF analysis is very high. The reason could be the higher sensitivity of this method. In our opinion the high percentage could reflect the real conditions in lymphoid organs. It would be compatible with the proposed immuno-regulatory role of histamine, if a high portion of lymphocytes, stem cells and precursor cells of bone marrow is equipped with histamine receptors as well [14]. In accordance with OSBAND et al. [8] we found two distinct cell populations revealing different fluorescence intensity. The reason is a matter of speculation (different subtypes of cells bearing different amounts of receptors or differences in the affinity?). A possible relationship to H_1 and H_2 receptors is now under study.

The relative number of fluorescent cells from spleen, lymph node, and bone marrow is similar. In the thymus, however, considerably less high fluorescent cells were found. According to ROSZKOWSKI et al. [11] only cortisone-resistant thymocytes respond to added histamine by an increase of intracellular cyclic adenosine monophosphate. This leads to the assumption of a minor population of thymocytes bearing functional histamine receptors. The authors suggest that immature T lymphocytes, thymocytes and splenic B lymphocytes do not have histamine receptors. However, they could not rule out the possible existence of histamine receptors, failing to activate adenyl cyclase. On the other hand, the histamine receptor development could be associated with maturation of murine T cells in that the histamine responsiveness is increasing up to splenic T lymphocytes. Furthermore, it seems to be possible that, in contrast to immature B cells, antigen-stimulated B lymphocytes carry histamine receptors [1, 5].

From our results it can be concluded that the FCF technique allows a rapid determination of the number of histamine-receptor bearing lymphocytes. Changing percentages and altered physico-chemical receptor-ligand binding properties of cells in the course of an immune response could be detectable applying the simple staining procedure under constant experimental conditions. Thus, the FCF technique should enable the isolation of various histamine-receptor bearing lymphocytes by fluorescence-activated cell sorter for further analysis of lymphocyte subpopulations to get more insight into the mode of action of histamine-mediated immunological feedback mechanisms. On the basis of this experimental concept, investigations on models of tumor and transplantation immunology are now in progress.

References

[1] BALLET, J. J., and E. MERLER: Cell. Immun. **24**, 250 (1976)
[2] BOHN, B.: Molec. cell. Endocrin. **20**, 1 (1980)
[3] BRODEUR, B. R., Y. WEINSTEIN, K. L. MELMON, and T. C. MERIGAN: Cell. Immun. **29**, 363 (1977)
[4] HÉBERT, J., R. BEAUDOIN, M. AUBIN, and M. FONTAINE: Cell. Immun. **54**, 49 (1980)
[5] KEDAR, E., and B. BONAVIDA: J. Immun. **113**, 1544 (1974)
[6] KOVÀCS, P., and G. CSABA: Acta biol. med. germ. **39**, 237 (1980)
[7] OSBAND, M. E., and R. P. McCAFFREY: J. biol. Chem. **25**, 9970 (1979)
[8] OSBAND, M. E., E. B. COHEN, R. P. McCAFFREY, and H. M. SHAPIRO: Blood **56**, 923 (1980)
[9] REICHMAN, B. L., Z. T. HANDZEL, S. SEGAL, Y. WEINSTEIN, and S. LEVIN: Clin. exp. Immun. **37**, 562 (1979)
[10] ROCKLIN, R. E., D. K. GREINEDER, and K. L. MELMON: Cell. Immun. **44**, 404 (1979)
[11] ROSZKOWSKI, W., M. PLAUT, and L. M. LICHTENSTEIN: Science, N. Y. **195**, 683 (1977)
[12] SAXON, A., V. D. MORLEDGE, and B. BONAVIDA: Clin. exp. Immun. **28**, 394 (1977)
[13] SCHECHTER, B., S. SEGAL, and M. FELDMAN: Int. J. Cancer **20**, 239 (1977)
[14] SCHNITZLER, S., R. ECKERT, D. VOLK, and R. GRUNOW: Allergie Immun. (in press)
[15] SCHNITZLER, S., H. RENNER, and J. FURKERT: Agents Actions **12**, 108 (1982)
[16] SHEARER, G. M., K. L. MELMON, Y. WEINSTEIN, and M. SELA: J. exp. Med. **136**, 1302 (1972)
[17] VAECK, M., M. DESMET, and P. DEBAETSELIER: Eur. J. Immun. **10**, 627 (1980)

Zusammenfassung

H. L. JENSSEN, R. ECKERT, E. MIX, U. SCHULZ und S. SCHNITZLER: Histaminrezeptor-tragende Lymphozyten. II. Anwendung der durchflußzytofluorometrischen Analyse der Histaminrezeptoren an Mäuselymphozyten verschiedener Organe

Die Histaminbindungsfähigkeit von Zellen in verschiedenen lymphoiden Organen wurde mittels durchflußzytofluorometrischer Analyse der Histaminrezeptoren bestimmt. Unter Anwendung von fluoreszeiniertem, mit Histamin konjugiertem Rinderserumalbumin (HIS-BSA-FITC) als Kontrastmittel wurden zwei deutliche Lymphozytensubpopulationen von unterschiedlicher Fluoreszenzintensität in jedem untersuchten Organ nachgewiesen. Der Thymus besitzt eine geringe Zahl Histaminrezeptor-tragender Zellen, während Knochenmark, Lymphknoten und Milz eine erhöhte Bindungskapzität gegenüber dem Histaminkonjugat zeigen. Es wird vermutet, daß eine unterschiedliche Empfindlichkeit bestimmter Lymphozytensubpopulationen gegenüber Histamin besteht, was dessen kontrollierte immunoregulatorische Aktivität ermöglicht.

Acta biol. med. germ., Band 41, Seite 635—640 (1982)

Institute of Drug Research, Academy of Sciences of the GDR, 1136 Berlin, GDR

Distribution of membrane potential of aortic media cells and fibroblasts in culture

R. RICHTER and W. JAKOB

(Received September 16, 1981; in revised form February 1, 1982)

Summary

The distribution of membrane potential (E_m) of aortic media cells and fibroblastoid kidney cells (both derived from calf and monkey) was investigated by using dense cell layers. Fibroblastoid kidney cells showed a symmetric distribution of E_m with a mean of -10.6 ± 0.29 mV for calf and -12.1 ± 0.31 mV for monkey ($m \pm s_m$).

In aortic media cell lines, however, a wide bimodal distribution of E_m was found (between -4 mV and -32 mV). The peaks were at about -17 mV and -27 mV in calf aortic media cells, and at about -13 mV and -22 mV in monkey aortic media cells. The bimodality of E_m distribution of cultured aortic media cells may be typical for this cell type. Presumably, this pattern reflects two cell populations in different states of differentiation or maturation.

Introduction

Studies of the magnitude of membrane potential in cultured cells have revealed many aspects of membrane physiology. Indeed, most authors report and discuss the magnitude of E_m with regard to the physiological implications, but only few have used the distribution of E_m as an additional characteristic. SCHAEFER and SCHANNE [1] were among the first who described a symmetric grouping of E_m values around the mean in monolayers of cervix carcinoma tissue. They found marked differences in the E_m obtained from isolated, spherically-shaped cells (—10 mV) and from cell associations (—40 mV). In the following years a roughly symmetric distribution of E_m was found by REDMANN [2] in KB cells, by HÜLSER [3] in fibroblastoid cells, and by LASSEN et al. [4] in EAT cells. Deviations from symmetry have been discussed as a cell damage caused by enzymatic tissue dissociation [1] or as a result of mechanical injury caused by improper impalement of electrodes [2, 3]. Another factor that influences E_m (and possibly its distribution) is cell density. E_m increases with cell density [5]. In addition, two different strains of HeLa cells showed differences in E_m [6], and despite of careful impaling an asymmetric distribution of E_m was found by BORLE and LOVEDAY [7] in this cell type.

Because of these apparent differences in E_m and stimulated by the findings of BORLE and LOVEDAY [7] we compared E_m between two different cell types: aortic media cells and fibroblastoid kidney cells from calf and monkey, respectively, and studied the distribution of E_m.

Materials and methods

Cell and culture systems

We used aortic media cells isolated from the abdominal aorta of a newborn calf and an adult monkey (Cercopithecus aethiops). The vessel segments were opened longitudinally and the intima and inner media carefully removed. In order to avoid contamination from the other cell layers (intima or adventitia), only strips from the middle of the media were collected, cut into about 1 mm square pieces and explanted into glass flasks. The outgrowth from the explants was trypsinized and subcultured in glass flasks. The gross morphology and growth behaviour of the cells did not differ from those described by others for cultured vascular smooth muscle cells [8, 9]. For comparison, pieces of the kidneys from the same animals were dissociated with 0.25% trypsin from Difco, and the isolated cells were subcultured in the same way whereby fibroblasts were selected. We used Eagle's MEM with 10% calf serum as a culture medium. Only cells from the 5th subculture upwards grown on cover glasses were used. 0.4 ml of the medium, which contained 1.0 to $2.5 \cdot 10^5$ cells, were placed as a sitting drop on each cover glass (1.5 cm^2 surface area) located on the bottom of a glass flask with a surface area of 15 cm^2. Four to 5 h later, when the cells had attached, 3 to 4 ml of medium were carefully added. The cells were incubated for 2 to 6 days at 37 °C. The cell layers on the cover glasses were dense already at the second day. The cell density was determined by electronic counting of trypsinized cells grown on a defined surface area.

Measurement of membrane potential

For intracellular recording of membrane potential the standard electrophysiologic technique was used. The glass microelectrodes were filled with 3 M KCl. Only electrodes with a resistance between 10 and 50 MOhm and tip potentials less than 3 mV were selected for measurement. The recording electrode was connected by a chlorided silver wire to the high input electrometer amplifier ($R_i > 10^{12}$ Ohm; VA-J-52, VEB RFT Meßelektronik, Dresden). A glass tube filled with KCl agar served as the reference electrode. The cover glasses coated with the cells were mounted into an investigation chamber at 37 °C. The microelectrodes were impaled under microscopic control by means of a micromanipulator. The E_m of a cell was considered reliable only if there was a rapid negative shift in potential and when the value was constant for at least several seconds.

Results

Cells isolated from the aortic media of calf and monkey and fibroblastoid kidney cells from the same donor animals showed a different pattern of E_m distribution in dense cell layers grown on cover glasses (Fig. 1 and 2). The E_m distributions represent the summarized E_m of cells from the 2nd to the 6th day of cultivation. For fibroblastoid kidney cells we found a symmetric distribution of E_m with a mean of -10.6 ± 0.24 mV for calf and -12.1 ± 0.31 mV for monkey. The values are relatively narrowly centered around the mean. Cells from the aortic media, however, had a bimodal E_m distribution. In calf aortic media cells, we obtained peaks at about -17 mV and -27 mV and a mean value of -18.0 ± 0.52 mV. Monkey aortic media cells showed a similar pattern but a higher frequency of low E_m values. The peaks appeared at about -13 mV and -22 mV, the mean E_m was -14.3 ± 0.49 mV.
In both cell lines the E_m values ranged from -4 mV to -32 mV. Furthermore, in both calf and monkey cells the peaks had a distance of 9 to 10 mV on the abscissa. In aortic media cells such a bimodal pattern of the E_m distribution was found on all days of cultivation. This bimodality of the E_m distribution was statistically tested following a Gaussian approximation and found significant.

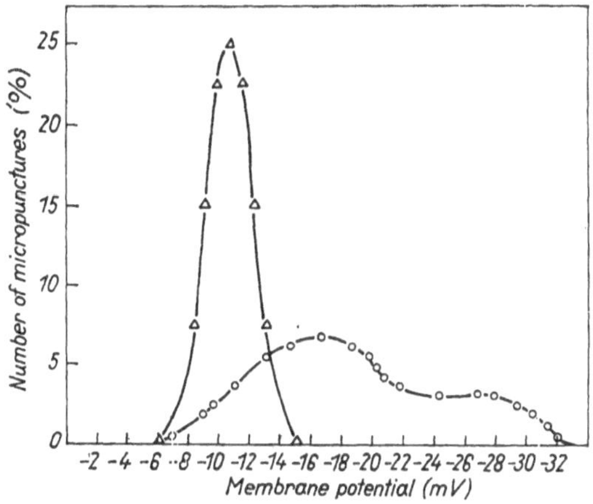

Fig. 1. Membrane potential distributions in dense cultures of aortic media cells and fibroblastoid kidney cells from calf.
o: Calf aortic media cells ($E_m = -18.0 \pm 0.52$ mV; n = 813); △: Calf fibroblastoid kidney cells ($E_m = -10.6 \pm 0.24$ mV; n = 108)
E_m measurements were summarized from the 2nd to the 6th day of cultivation; mean $E_m \pm$ S.E.M.

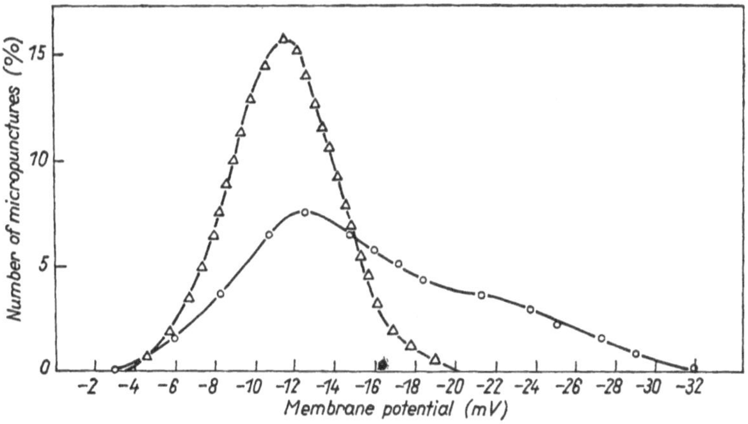

Fig. 2. Membrane potential distributions in dense cultures of aortic media cells and fibroblastoid kidney cells from monkey.
o: Monkey aortic media cells ($E_m = -14.3 \pm 0.49$ mV; n = 349); △: Monkey fibroblastoid kidney cells ($E_m = -12.1 \pm 0.31$ mV; n = 517).
E_m measurements were summarized from the 2nd to the 6th day of cultivation; mean $E_m \pm$ S.E.M.

Table 1 shows the development of cell density and E_m of aortic media cells and fibroblastoid kidney cells of calf and monkey throughout cultivation (data are the mean of several cultivation series). After cell seeding, the cell density increases until the 6th day and the monolayer becomes rapidly fully dense. The cell number rises from 1.3 to $2.4 \cdot 10^5$ cells/cm² for aortic media cells and from 1.2 to $2.1 \cdot 10^5$ cells/cm² for fibroblastoid kidney cells. The seeding density was $1.0 \cdot 10^5$ cells/cm².

Table 1

Cell density and membrane potential of aortic media cells and fibroblastoid kidney cells of calf and monkey as a function of time of cultivation.

The data are the mean of several cultivation series. The data in parenthesis represent the number of investigations.

Days of cultivation	Aortic media cells of: cell density $\cdot 10^5$ (cells/cm²)	calf E_m (mV) ± S.E.M.	monkey E_m (mV) ± S.E.M.	Fibroblastoid kidney cells of: cell density $\cdot 10^5$ (cells/cm²)	calf E_m (mV) ± S.E.M.	monkey E_m (mV) ± S.E.M.
2	1.3	−12.3 ± 0.30 (113)	−11.2 ± 0.45 (62)	1.2	−9.8 ± 0.29 (57)	−10.6 ± 0.36 (81)
3	1.6	−13.8 ± 0.62 (147)	−13.4 ± 0.40 (146)	1.6	−10.8 ± 0.22 (62)	−11.0 ± 0.29 (86)
4	1.9	−14.0 ± 0.55 (656)	−15.9 ± 0.61 (121)	1.8	−11.7 ± 0.30 (387)	−12.0 ± 0.24 (124)
5	2.2	−16.4 ± 0.70 (484)	−18.4 ± 0.62 (363)	2.0	−12.1 ± 0.49 (75)	−13.2 ± 0.32 (76)
6	2.4	−18.9 ± 0.45 (468)	−18.7 ± 0.51 (241)	2.1	−13.5 ± 0.33 (142)	−13.8 ± 0.39 (97)

The measured changes in E_m are relatively small but concur with the density changes. The mean value of E_m rises from —12.3 mV to —18.9 mV for aortic media cells and from —9.8 mV to —13.5 mV for fibroblastoid kidney cells from calf. The corresponding values for monkey aortic media cells are —11.2 mV to —18.7 mV and for fibroblastoid kidney cells —10.6 mV to —13.8 mV.
Daily determination of the E_m distribution showed a small shift to higher values in fibroblasts as well as in aortic media cells. Additionally, the second peak of the bimodally distributed E_m of the aortic media cells was increasing throughout cultivation. The increase of mean E_m from the 2nd to the 6th day of cultivation (see table 1) reflects both changes.

Discussion

The results of this study support our suggestion that the shape of distribution of E_m may reflect cell-type specific properties. In cells derived from the aortic media of calf and monkey, a bimodal E_m distribution was found, whereas that for fibroblastoid kidney cell cultures of the same donor animals was symmetric. The cell density obtained in aortic media cells as well as in fibroblastoid kidney cells correlates directly with E_m. This supports the previously postulated functional relation between cell density and E_m [5, 10, 11]. However, changes in E_m, resulting from changes in cell density or from cell cycle [12, 13], do not supply a sufficient explanation for the asymmetric E_m distribution observed in aortic media cells. Hence, additional physiological influences must be of importance.
A symmetrically distributed potential suggests homogeneity of a cell culture [2]. According to Fig. 1 and 2 fibroblastoid cultures of calf and monkey kidney cells seem to be homogeneous. Bard and Wrigth [10] also found a roughly symmetric E_m distribution in a thick culture of human embryonic lung fibroblasts centered around a mean of about —13 mV.
In contrast, the bimodal pattern of the E_m distribution in cells derived from the aortic media might be the result of a superimposition of two symmetric distributions. Whereas the low E_m values of the first peak are not typical for cultivated smooth muscle cells, the values of the second peak, ranging from —20 mV to —32 mV, correspond well with those measured by Purves et al. [14] in cultured smooth muscle cells from the taenia coli of guinea pigs (—20 mV to —45 mV). However, the higher values resulted from cell clumps and from cultures of ten or more days. Furthermore, the bimodal E_m distribution, which persisted throughout the course of cultivation, coincides with a bimodal E_m distribution at higher passages (46th subculture) as well as of cell cultures of donors (calves and slaughter cattle) of different age (not shown here).
From the results obtained we conclude that the bimodal E_m distribution of cultured aortic media cells is a special feature of this cell type. Though the physiological background of inhomogeneity of aortic media cells has to be elucidated further, we believe that two E_m distributions are superimposed, representing different states of morphological and functional differentiation or perhaps a differentiated (high E_m values) and dedifferentiated (low E_m values) state, according to the findings on smooth muscle cells [15, 16] and myocardial cells [17].

References

[1] SCHAEFER, H., and O. SCHANNE: Naturwissenschaften 43, 445 (1956)
[2] REDMANN, K.: Biophysik 4, 92 (1967)
[3] HÜLSER, D. F.: Pflügers Arch. ges. Physiol. 325, 174 (1971)
[4] LASSEN, U. V., A.-M. T. NIELSEN, L. PAPE, and L. O. SIMONSEN: J. Membr. Biol. 6, 269 (1971)
[5] CONE, C. D., and M. TONGIER: J. cell. Physiol. 82, 373 (1973)
[6] AITON, J. F., and R. M. PITMAN: J. Physiol., Lond. 251, 9 P (1975)
[7] BORLE, A. B., and J. LOVEDAY: Cancer Res. 28, 2401 (1968)
[8] ROSS, R.: J. Cell Biol. 50, 172 (1971)
[9] GIMBRONE, M. A., and R. S. COTRAN: Lab. Invest. 33, 16 (1975)
[10] BARD, J., and O. WRIGHT: J. cell. Physiol. 84, 141 (1974)
[11] RICHTER, R., W. HALLE, and P. OEHME: Acta biol. med. germ. 40, 1071 (1981)
[12] REDMANN, K., V. MÜLLER, St. TANNEBERGER, and W. KALKOFF: Acta biol. med. germ. 28, 853 (1972)
[13] SACHS, H. G., P. J. STAMBROOK, and J. D. EBERT: Exptl Cell Res. 83, 362 (1974)
[14] PURVES, R. D., G. E. MARK, and G. BURNSTOCK: Pflügers Arch. ges. Physiol. 341, 325 (1973)
[15] GRÖSCHEL-STEWART, U.: Cell Tiss. Res. 165, 13 (1975)
[16] CHAMLEY, J. H., and G. R. CAMPBELL: Cell Tiss. Res. 161, 497 (1975)
[17] MC LEAN, M. J., and N. SPERELAKIS: J. Membr. Biol. 57, 37 (1980)

Zusammenfassung

R. RICHTER und W. JAKOB: Verteilung des Membranpotentials bei Mediazellen der Aorta und Fibroblasten in der Kultur

Es wurde die Verteilung des Membranpotentials (E_m) bei Mediazellen der Aorta und fibroblastoiden Nierenzellen von Kalb und Affen durch Anwendung dichter Zellschichten untersucht. Fibroblastoide Nierenzellen zeigten eine symmetrische Verteilung des E_m mit einem Mittel von $-10{,}6 \pm 0{,}29$ mV für Kalb und $-12{,}1 \pm 0{,}31$ mV für Affen ($m \pm s_m$).
In Mediazellinien der Aorta wurde jedoch eine weite bimodale Verteilung des E_m (zwischen -4 mV und -32 mV) gefunden. Die Peaks lagen bei etwa -17 mV und -27 mV bei den Mediazellen der Kalbsaorta und bei etwa -13 mV und -22 mV in den Mediazellen der Affen. Die Bimodalität der E_m-Verteilung der kultivierten Aortenmediazellen könnte für diesen Zelltyp charakteristisch sein. Vermutlich spiegelt dieses Muster zwei Zellpopulationen in verschiedenen Differenzierungs- und Reifungszuständen wider.

Acta biol. med. germ., Band 41, Seite 641—645 (1982)

[1] Humboldt-Universität zu Berlin, Bereich Medizin (Charité), Abteilung Neuropathophysiologie, 1040 Berlin, DDR
[2] Institut für Wirkstofforschung der Akademie der Wissenschaften der DDR, 1136 Berlin,
[3] Institut für Grundlagenforschung des Gehirns der Akademie der Wissenschaften, Havanna, Kuba

Asymmetrische Verteilung von Noradrenalin in Neokortex, Hippokampus und Nebennieren von Ratten und Veränderungen unter chronischer Bewegungseinschränkung

K. Hecht[1], H. Hilse[2], A. Mareira Aquino[3], P. Oehme[2], L. Piesche[2] und M. Poppei[1]

(Eingegangen am 22. Dezember 1981)

Zusammenfassung

An erwachsenen männlichen Wistar-Ratten wurde der Noradrenalingehalt im Neokortex, im Hippokampus und in den Nebennieren bestimmt.
Normale Ratten zeigten eine Asymmetrie in der Rechts-Links-Verteilung der Noradrenalinkonzentration, wobei sich Neokortex und Hippokampus kontralateral, Neokortex und Nebenniere ipsilateral verhielten. Chronischer Streß führte zum Aufheben der Rechts-Links-Asymmetrie in der Noradrenalinkonzentration, wobei diese Nivellierung im Gehirn früher auftrat als in den Nebennieren.

Einleitung

Durch die Untersuchungen von Broca und Wernicke vor über 150 Jahren ist bekannt, daß bei makromorphologischer Gleichheit der Großhirnrindenhemisphären eine funktionelle Ungleichheit vorliegen kann [1]. Schrieb man früher die asymmetrische Funktion, als Ausdruck einer hochentwickelten Arbeitsteilung beider Hemisphären, ausschließlich dem menschlichen Gehirn zu, so ist heute mit Sicherheit nachgewiesen, daß auch Gehirne von Affen [2—3], Katzen [4] und Ratten [5, 7—12] lateralisierte Funktionen zeigen. Erste biochemische Hinweise von Oke et al. [13] belegen auch für Noradrenalin im ZNS der Ratte (Thalamus) eine asymmetrische Verteilung.
Unter Streß kommt es zu zahlreichen funktionellen Veränderungen. So berichteten u. a. Trushina et al. [6] über eine Haltungsasymmetrie der hinteren Extremitäten bei gestreßten und spontan hypertensiven Ratten. Naloxon reduzierte diese streßbedingte Haltungsasymmetrie, während Opiat-Peptide eine dem Streß gleichsinnige Wirkung zeigten.
Ziel dieser Arbeit ist es, den Einfluß von Streß in Form chronischer Bewegungseinschränkung auf die beschriebene asymmetrische Verteilung von Katecholaminen zu untersuchen.

Material und Methodik

Verwendet wurden männliche erwachsene Wistar-Ratten. Jeweils eine Gruppe (10 Tiere) wurde eine Woche, drei und sechs Wochen lang einer Bewegungseinschränkung (Immobilisation) ausgesetzt [14]. Tiere entsprechender Kontrollgruppen blieben ohne Immobilisation.

Nach Tötung der Tiere (Nackenschlag, Ausbluten) wurde sofort das Gehirn herauspräpariert und in rechte und linke Hälfte getrennt. Nebennieren wurden getrennt (rechts und links) untersucht. Der Tötungszeitpunkt lag zu Beginn des Aktivitätsmaximums (17—18 Uhr im Winter) des zirkadianen Rhythmus.
Der Noradrenalingehalt der Neokortex- und Hippokampushälften und der Nebennieren wurde nach der Methode von CHANG [15] bestimmt.
Der statistische Vergleich erfolgte mittels t-Test.

Ergebnisse

Die Verteilung von Noradrenalin an Normaltieren zeigt zwischen beiden Hemisphären des Neokortex (links: 554 ± 86 ng/g, rechts: 462 ± 56 ng/g) und des Hippokampus (links: 641 ± 147 ng/g, rechts: 1064 ± 216 ng/g) sowie zwischen den beiden Nebennieren (links: 1056 ± 207 µg/g, rechts: 732 ± 138 ng/g) statistisch gesicherte Differenzen ($p < 0{,}001$). Hierbei verhalten sich Neokortex und Hippokampus kontralateral, das heißt, der linke Kortex weist einen höheren Wert, der linke Hippokampus einen niedrigeren Wert als die entsprechende rechte Hemisphäre auf. Die Nebennieren zeigen eine Rechts-Links-Verteilung analog zum Kortex, das heißt, die linke Nebenniere hat den höheren Noradrenalingehalt (Abb. 1—3).
Daß die Konzentrationsunterschiede von Noradrenalin nicht auf eine unterschiedliche Masse der Hirnstrukturen bzw. der Nebennieren zurückzuführen sind, zeigen die in Tabelle 1 angeführten Werte von Kontrolltieren.
Nach einer Woche Immobilisation ist die asymmetrische Verteilung von Noradrenalin im Neokortex (links: 532 ± 81 ng/g, rechts: 540 ± 84 ng/g) und im Hippokampus (links: 593 ± 123 ng/g, rechts: 555 ± 335 ng/g) aufgehoben.

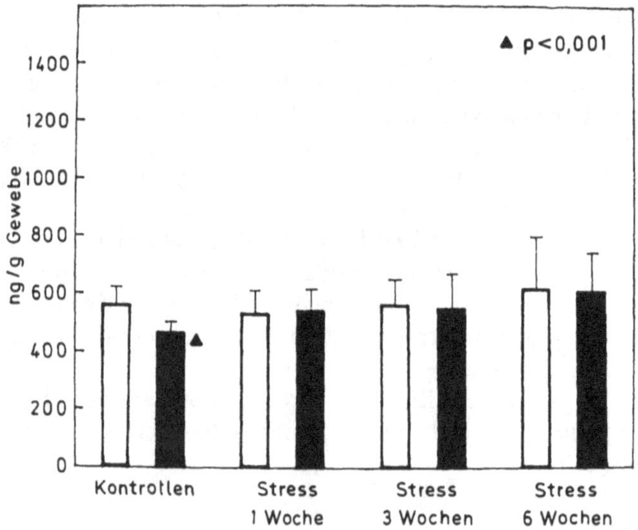

Abb. 1. Noradrenalinkonzentration im Gewebe der linken (□) und rechten (■) Hemisphäre des Neokortex von Ratten unter Kontrollbedingungen und zu verschiedenen Zeitpunkten der chronischen Verlaufsform des Streß.

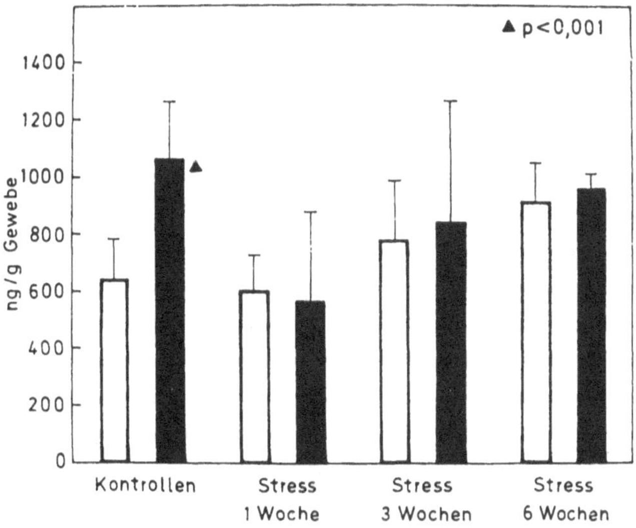

Abb. 2. Noradrenalinkonzentration im Gewebe der linken und rechten Hemisphäre des Hippokampus von Ratten unter Kontrollbedingungen und zu verschiedenen Zeitpunkten der chronischen Verlaufsform des Streß.

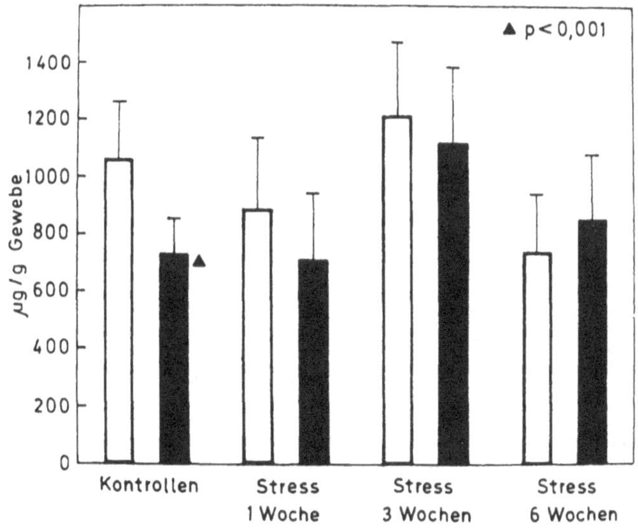

Abb. 3. Noradrenalinkonzentration im Gewebe der linken und rechten Nebenniere von Ratten unter Kontrollbedingungen und zu verschiedenen Zeitpunkten der chronischen Verlaufsform des Streß.

Die Egalisierung der Konzentration von Noradrenalin in beiden Hemisphären zeigt sich auch nach 3- und 6-wöchigem Einfluß der intermittierten Bewegungseinschränkung (Hypokinesestreß). Hierbei ist mit der Dauer der Hypokinese, vor allem im Hippokampus, ein kontinuierlicher Anstieg der Noradrenalinkonzentration verbunden (linker Hippokampus: 1 Woche Streß: 593 ± 123 ng/g,

Tabelle 1
Gewichte von Neokortex, Hippokampus und Nebenniere im Rechts-Links-Vergleich. n = 30

Organ		$\bar{x} \pm s$ (g)
Nebenniere	links	29 ± 5
	rechts	28 ± 6
Hippokampus	links	47 ± 11
	rechts	50 ± 10
Neokortex	links	217 ± 28
	rechts	223 ± 31

6 Wochen Streß: 910 ± 145 ng/g, $p < 0{,}05$; rechter Hippokampus: 1 Woche Streß: 555 ± 335 ng/g, 6 Wochen Streß: 953 ± 60 ng/g, $p < 0{,}05$).
Die Änderungen der Noradrenalinkonzentration beider Nebennieren verlaufen nicht synchron mit denen von Neokortex und Hippokampus. Die Asymmetrie ist nach einer Woche Immobilisation noch vorhanden (linke Nebenniere 884 ± ± 251 µg/g, rechte Nebenniere 709 ± 229 µg/g), wobei sich jedoch die Differenz gegenüber den Kontrollen verringert hat. Aufgehoben wird die Asymmetrie der Noradrenalinkonzentration erst nach 3 Wochen Immobilisation (links: 1211 ± 278 µg/g, rechts: 1117 ± 287 µg/g). Der Spiegel liegt aber nach 3 Wochen Immobilisation höher als nach einer Woche.
Nach 6 Wochen Immobilisation deutet sich in den Nebennieren eine Umkehr der Asymmetrie an, die mit dem gleichzeitigen Absinken der Absolutwerte für Noradrenalin verbunden ist.

Diskussion

In der vorliegenden Arbeit konnte in Ergänzung zu den Befunden von OKE et al. [13] an Thalami der Ratte auch eine Asymmetrie der Noradrenalinverteilung in Neokortex- und Hippokampushälften sowie in den Nebennieren nachgewiesen werden. Daraus folgt, daß es sich (a) wahrscheinlich für das ZNS um eine allgemeine Erscheinung handeln könnte und daß sich (b) die dem Gehirn zugeschriebene Asymmetrie auch in peripheren Organen zeigt.
Asymmetrische Verteilung z. B. von Noradrenalin ist offensichtlich unter Normalbedingungen die Regel, während das Aufheben der Asymmetrie eine Folge von Streßeinwirkung ist und möglicherweise mit Adaptationsprozessen in Beziehung steht.
Das verzögerte Aufheben der Asymmetrie in den Nebennieren bei chronischem Streß ist vergleichbar mit Ergebnissen von HECHT et al. [16], die zeigten, daß unter chronischem Stressoreneinfluß Funktionen des ZNS früher als periphere Funktionen verändert werden. Das ist möglicherweise ein Ausdruck dafür, daß phylogenetisch jüngere Strukturen eines Organismus gegenüber chronischem Stressoreneinfluß empfindlicher sind als ältere bzw. für Adaptationsprozesse zeitlich früher genutzt werden.
Eine andere Erklärung für das verzögerte Ansprechen der Nebenniere wäre, daß dem Noradrenalin dieses Organs geringere Bedeutung für adaptive Prozesse

zukommt als dem Adrenalin. Analoge Untersuchungen zur Rechts-Links-Verteilung des Adrenalins in der Nebenniere vor und nach Streßeinwirkung müßten diese Hypothese überprüfen.

Die vorliegende Arbeit vereint unseres Erachtens erstmals das Problem asymmetrischer Funktionen mit Adaptationsprozessen bzw. Streßeinwirkung, bedarf jedoch weitergehender Vertiefung. Insbesondere die Beziehungen zwischen Streß, endogenen Opiaten und asymmetrischer Katecholaminverteilung sind dabei von Interesse.

Literatur

[1] Luria, A.: Die höheren kortikalen Funktionen des Menschen und ihre Störungen bei örtlichen Hirnschädigungen. VEB Deutscher Verlag der Wissenschaften, Berlin 1970

[2] Cole, J., u. P. Glees: Experientia **8**, 224 (1951)

[3] Cole, J., u. P. Glees: J. Physiol. Lond., **129**, 49 (1955)

[4] Grastyan, A., u. L. Molnar: Acta physiol. hung. **6**, 301 (1954)

[5] Peterson, G.: J. comp. physiol. Psychol. **44**, 184 (1951)

[6] Trushina, E., G. Stolyarov, O. Grivosheer, K. Yarygin, G. Bakalkin, Y. Postnov u. M. Titov: Bjulleten vcecojaznogo Kardiologiceckogo naukn Zentra A.M.N. SSSR **1** (1980)

[7] Ljowschina, I., K. Hecht, N. van Hai u. W. Dräger in: Stress, Neurosen, Herz-Kreislauf, R. Baumann u. K. Hecht (Hrsg.). Deutscher Verlag der Wissenschaften, Berlin 1977, S. 98

[8] Lewshina, I., K. Hecht u. N. van Chai: Zh. vyssh nerv. Deyat. J.P. Pavlova **27**, 366 (1977)

[9] Hecht, K., I. Ljowschina u. T. Hecht: Acta neurobiol. exp. **36**, 712 (1976)

[10] Hecht, K., I. Ljowschina, M. Poppei u. T. Hecht in: Biological aspects of learning, memory formation and ontogeny of the CNS. H. Matthies, M. Krug u. N. Popov (Hrsg.). Akademie-Verlag, Berlin 1979, S. 243

[11] Ljowschina, I., u. K. Hecht: Acta biol. med. germ. **36**, 881 (1976)

[12] Poppei, M., K. Hecht, T. Schlegel u. I. Ljowschina in Chronobiologie und Chronomedizin. I. Schuh, K. Hecht u. Y. A. Romanow (Hrsg.). Akademie-Verlag, Berlin 1981, S. 655

[13] Oke, A., R. Lewis u. N. Adams: Brain Res. **188**, 269 (1980)

[14] Poppei, M., u. K. Hecht: Acta biol. med. germ. **27**, 297 (1971)

[15] Chang, C.: Int. J. Neuropharmac. **3**, 643 (1964)

[16] Hecht, K., R. Baumann, St. Nitschkoff, H. Baumann u. M. Poppei: Ergebn. exp. Med. **21**, 109 (1973)

Summary

K. Hecht, H. Hilse, A. Mareira Aquino, P. Oehme, L. Piesche, and M. Poppei: Asymmetrical distribution of norepinephrine in neocortex, hippocampus, and adrenals of rats and variations during chronic immobilization

The norepinephrine content of neocortex, hippocampus, and adrenals of adult male Wistar rats was estimated. In normal rats an asymmetrical right-left-distribution of the norepinephrine content was found. Neocortex and hippocampus showed a contralateral, neocortex and adrenals an ipsilateral ratio.

Chronic stress cancelled this right-left-asymmetry of norepinephrine distribution. In brain the levelling appeared earlier than in adrenals.

Acta biol. med. germ., Band 41, Seite 647—652 (1982)

Institut für Pharmakologie und Toxikologie der Medizinischen Akademie, 3090 Magdeburg, DDR

Effect of substance P on the retention of a brightness discrimination task in rats

W. Wetzel and H. Matthies

(Received January 4, 1982)

Summary

The effect of substance P (SP) on acquisition and retention of a footshock-motivated brightness discrimination was investigated in rats. 250 µg SP/kg were injected intraperitoneally either 30 min before or immediately after the training session. Acquisition of the brightness discrimination was not affected by SP administered 30 min before training. However, both the pre-training and post-training injections of SP resulted in a significant improvement of retention tested 24 h after training. The effect of SP on memory consolidation is discussed.

Introduction

Although substance P (SP) has a widespread distribution in the brain [1, 3, 9, 14, 17] and evidence is accumulating that this undecapeptide may function as a neurotransmitter or neuromodulator (for reviews see [2, 4, 18, 24, 27]), there are a few reports on its behavioral actions. Several studies have shown analgesic or hyperalgesic effect of SP (cf. [18, 25]). A number of authors reported SP effects on locomotor activity [5, 29, 31, 36], grooming and exploratory activity [15], operant conditioning [23], and aggressive behavior [34]. That SP may be involved in learning and memory processes was suggested by studies of Huston and Staubli [10, 11, 32, 33] showing that passive avoidance learning is sensitive to post-trial injection of SP. Hecht et al. [6, 7] and Oehme et al. [26] found that active avoidance learning disturbances induced by experimental stress in rats were normalized by SP, whereas normal rats were not affected by the peptide. In our learning and memory studies, we used a footshock-motivated brightness discrimination task and investigated the effects of different neurotransmitter agonists and antagonists [19]. The purpose of the present experiments was to examine the influence of the transmitter candidate SP on acquisition and retention of brightness discrimination.

Material and methods

Subjects were adult male Wistar rats of our breeding stock weighing 180—240 g. They were housed in groups of 10 animals per cage under standard laboratory conditions. Food and water were available ad libitum.

The training apparatus was a semi-automatic Y-maze with three 15 × 30 cm alleys with an electrifiable grid-floor, with 10 cm high walls and 15 W light bulbs at the end of the alleys.

The rats were trained to learn a shock-motivated brightness discrimination [20, 28]. The animals were allowed to explore the apparatus for 10 min before the training session. Spontaneous locomotor activity (alley crossings) and defecation rate (number of boli) were observed during this 10-min period. Then, an electric shock (1 mA, 50 Hz) was applied to motivate the rats to leave the dark start alley. Runs into the other dark alley were punished by the footshock, whereas the safe goal area was in the illuminated alley. The light was switched off after 20 s and this alley was the start area for the next trial which started after a mean intertrial interval of 1 min.

Latencies (a) to leave the start alley and (b) to reach the goal alley were registered. The training session was completed after 30 trials. 24 h after initial learning, retention of the brightness discrimination was tested using a 30-trial relearning session.

For evaluation of the results, running into the dark alley of the Y-maze was counted as an error (E). Number of errors during the training session and number of errors during the test session were used to calculate the % savings [30]:

$$\% \text{ Savings} = \frac{E_{\text{Training}} - E_{\text{Test}}}{E_{\text{Training}}} \cdot 100\%$$

The Mann-Whitney U-test (Tab. 2 and 3) and the Chi-square test (Fig. 1) were used for statistical evaluation.

Substance P (SP) was dissolved in physiological saline solution and injected intraperitoneally in a dose of 250 µg/kg. Control animals received saline (1.0 ml/100 g body weight). In the first experiment, SP was injected 30 min before the training session. In the second experiment, SP was injected immediately after training.

Results

Results of the first experiment are shown in Tables 1 and 2. 250 µg SP/kg injected 30 min before the training session led to a significant decrease in the number of errors during the retention test resulting in higher % savings (Table 2). The number of errors during the training session was not influenced by the SP treatment. Similarly, the spontaneous locomotor activity and defecation rate in the Y-maze during the 10-min period before the training session and the latencies of training trials were not affected by the SP treatment (Table 1).

Results of the second experiment are shown in Table 3. Similar to the 30-min pretreatment, 250 µg SP/kg injected immediately after training led to a significant decrease of the retention test errors resulting in higher % savings.

Table 1

Effect of substance P injected 30 min before training on spontaneous locomotor activity and defecation in the Y-maze during a 10-min period before the training session and on latencies of training trials[1]

Group	Number of animals	10-min period before training		Training trials	
		Alley crossing (number of entries)	Defecation (number of boli)	Mean latency to leave the start alley (s)	Mean latency to reach the goal alley (s)
Control	12	8.6 (1.5)	1.5 (0.3)	2.8 (0.5)	7.7 (1.1)
Substance P	16	8.1 (0.8)	1.6 (0.3)	2.6 (0.4)	7.5 (0.9)

[1] Mean values; SEM in parentheses.

Table 2

Effect of substance P injected 30 min before training on retention of brightness discrimination[1]

Group	Number of animals	Number of errors		% Savings
		Training session	Test session	
Control	12	10.2 (0.6)	5.6 (0.6)	44.3 (5.8)
Substance P	16	9.7 (0.4)	3.6[3] (0.5)	61.5[2] (6.6)

[1] Mean values; SEM in parentheses. [2] $p < 0.05$; [3] $p < 0.02$

Table 3

Effect of substance P injected immediately after training on retention of brightness discrimination[1]

Group	Number of animals	Number of errors		% Savings
		Training session	Test session	
Control	12	9.7 (0.7)	5.1 (0.5)	44.8 (6.0)
Substance P	15	10.0 (0.4)	3.7[2] (0.5)	63.1[2] (4.6)

[1] Mean values; SEM in parentheses. [2] $p < 0.05$

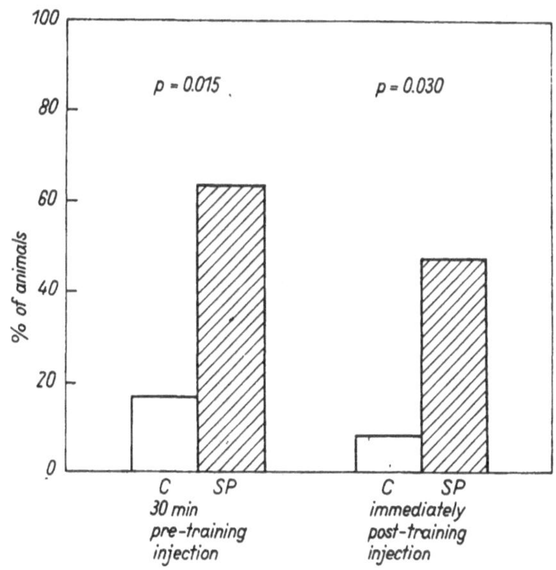

Fig. 1. Effect of substance P (SP) on retention of brigthness discrimination. Abscissa: percent of animals having 66.6 – 100% savings. C: controls.

Looking at the % savings values of the individual animals, both in the first and in the second experiment, the number of animals showing the highest % savings (66.6—100%) was significantly higher in the SP groups than in the controls (Fig. 1), whereas the number of animals showing the lowest % savings (0—33.3%) was higher in the control groups (42% and 33%) than in the SP animals (13% and 7%, respectively).

Discussion

HECHT et al. [6, 7] and OEHME et al. [26] found no SP effect on active avoidance learning in normal adult rats, but described a normalization of learning disorders in experimentally stressed rats. From these results they concluded that SP is behaviorally inactive in normal rats. In another experiment HECHT et al. [8] investigated effects of an SP hexapeptide analogue on stress-induced sleep changes and concluded that "normal functions" of an organism may not or scarcely be sensitive to SP actions.

The present results show that acquisition of a brightness discrimination task in rats was not influenced by SP injected 30 min before the training session. Similarly, exploratory motor activity and emotional defecation during 10 min before training and latencies of the training trials, reflecting pain perception and motor performance, were not influenced by SP. However, the 24 h retention of the brightness discrimination was improved by SP when injected 30 min before training as well as immediately after training. We used intact rats and the same dose of SP and route of application as HECHT et al. Thus, at least for our learning model, the hypothesis of a selective effect of SP on impaired functions [8, 26] seems to be questionable.

Although the level of significance was higher in our first experiment, the 30-min pre-training effect of SP was essentially the same as the post-training effect. The fact that SP administration after training influenced retention suggests an effect on memory consolidation processes [22]. The results of STAUBLI and HUSTON [33] seem to indicate that the memory facilitating effect was most likely a retrograde effect of SP rather than a proactive one.

STERN and HADZOVIC [34] found that SP penetrates the blood-brain barrier within 15 min after peripheral administration and that the substance concentration returns to normal within 60 min. In our 30-min pre-training treatment, the time 60 min post injectionem was just the end of the training session. Under these circumstances SP had no influence on acquisition, but was effective with respect to retention. Thus, it seems possible that memory consolidation processes may be influenced by longer persisting effects of the pre-training treatment. In so far, the SP effect on memory retention may be different from those of other learning and memory influencing substances, as some central stimulants or neurotransmitter agonists/antagonists (reviews [21, 22]), since it is known that the latter, if administered pre-training, influence mostly acquisition rather than retention.

Recently, evidence is accumulating that SP effects seem to be related to central monoaminergic systems. A number of studies suggest a role of dopaminergic neurons in behavioral effects of SP [12, 13, 16, 35]. Nevertheless, it may also be possible that there are specific SP-containing neuronal pathways for behavior which pathways are not related to those regulating brain catecholamines [5]. Obviously, further research is required in order to clarify the brain mechanisms underlying behavioral effects of SP.

Acknowledgements

The technical assistance of L. ENDERLING, H. JANTZE and E. MENTEL is gratefully acknowledged. Substance P was a gift from Prof. P. OEHME, Institute of Drug Research of the GDR Academy of Sciences (Berlin). We thank Dr. H. K. SINGH (Lucknow, India), for revision of the English text.

References

[1] BROWNSTEIN, M. J., E. A. MROZ, J. S. KIZER, M. PALKOVITS, and S. E. LEEMAN: Brain Res. **116**, 299–305 (1976)
[2] BURY, R. W., and M. L. MASHFORD: Aust. J. exp. Biol. med. Sci. **55**, 671–735 (1977)
[3] CUELLO, A. C., and I. KANAZAWA: J. comp. Neurol. **178**, 129–156 (1978)
[4] EULER, U. S. von, and B. PERNOW (Eds): Substance P. Raven Press, New York 1977
[5] GARCIA-SEVILLA, J. A., T. MAGNUSSON, and A. CARLSSON: J. neural Transmiss. **45**, 185–193 (1979)
[6] HECHT, K., P. OEHME, M. POPPEI, and T. HECHT: Pharmazie **34**, 419–423 (1979)
[7] HECHT, K., P. OEHME, and M. POPPEI: Pharmazie **34**, 653–657 (1979)
[8] HECHT, K., P. OEHME, I. A. KOLOMETSEWA, I. P. LJOWSCHINA, M. POPPEI, and M. G. AIRAPETJANZ: Acta biol. med. germ. **39**, 141–147 (1980)
[9] HÖKFELD, T., J. O. KELLERTH, G. NILSSON, and B. PERNOW: Science, N. Y. **190**, 889 to 890 (1975)
[10] HUSTON, J. P., and U. STAUBLI: Brain Res. **159**, 468–472 (1978)
[11] HUSTON, J. P., and U. STAUBLI: Behavl neural Biol. **27**, 244–248 (1979)
[12] JAMES, T. A., and M. S. STARR: Br. J. Pharmac. **65**, 423–429 (1979)
[13] JOLICOEUR, F. B., D. B. RONDEAU, F. BELANGER, G. FOURIEZOS, and A. BARBEAU: Peptides **1**, 103–107 (1980)
[14] KANAZAWA, I., and T. JESSEL: Brain Res. **117**, 362–367 (1976)
[15] KATZ, R. J.: Neurosci. Lett. **12**, 133–136 (1979)
[16] KELLEY, A. E., and S. D. IVERSEN: Eur. J. Pharmac. **60**, 171–181 (1979)
[17] LJUNGDAHL, A., T. HÖKFELT, and G. NILSSON: Neurosciences **3**, 861–976 (1978)
[18] MARSAN, C. A., and W. Z. TRACZYK (Eds): Neuropeptides and Neural Transmission. IBRO Monograph Series Vol. **7**. Raven Press, New York 1980, pp. 5–180
[19] MATTHIES, H.: Adv. Pharmac. Ther. **5**, 117–135 (1978)
[20] MATTHIES, H. in: Brain Mechanisms in Memory and Learning: From Single Neuron to Man. IBRO Monograph Series Vol. **4**, M. A. B. BRAZIER (Ed.). Raven Press, New York 1979, pp. 197–215
[21] MATTHIES, H.: Trends pharmac. Sci. **1**, 333–336 (1980)
[22] McGAUGH, J. L.: A. Rev. Pharmac. **13**, 229–241 (1973)
[23] MELO, J. C., and F. G. GRAEFF: J. Pharmac. exp. Ther. **193**, 1–10 (1975)
[24] NICOLL, R. A., C. SCHENKER, and S. E. LEEMAN: A. Rev. Neurosci. **3**, 227–268 (1980)
[25] OEHME, P., H. HILSE, E. MORGENSTERN, and E. GÖRES: Science, N. Y. **208**, 305–307 (1980)
[26] OEHME, P., K. HECHT, L. PIESCHE, H. HILSE, M. POPPEI, E. MORGENSTERN, and E. GÖRES: Acta biol. med. germ. **39**, 469–477 (1980)
[27] OTSUKA, M., and T. TAKAHASHI: A. Rev. Pharmac. **17**, 425–439 (1977)
[28] OTT, T., A. DOSSKE, W. THIEMANN, and H. MATTHIES: Acta biol. med. germ. **29**, 103–108 (1972)
[29] RONDEAU, D. B., F. B. JOLICOEUR, F. BELANGER, and A. BARBEAU: Pharmac. biochem. Behav. **9**, 769–775 (1978)
[30] SEROTA, R. G.: Proc. natn. Acad. Sci. USA **68**, 1249–1250 (1971)
[31] STARR, M. S., T. A. JAMES, and D. GAYTTEN: Eur. J. Pharmac. **48**, 203–212 (1978)

[32] Staubli, U., and J. P. Huston: Pharmac. biochem. Behav. 10, 783—786 (1979)
[33] Staubli, U., and J. P. Huston: Behavl Brain Res. 1, 245—255 (1980)
[34] Stern, P., and J. Hadzovic: Archs int. Pharmacodyn. Ther. 202, 259—262 (1973)
[35] Stinus, L., A. E. Kelley, and S. D. Iversen: Nature, Lond. 276, 616—618 (1978)
[36] Szreniawski, Z., A. Czlonkowski, P. Janicki, J. Libich, and S. W. Gumulka: Pol. J. Pharmac. Pharm. 31, 579—587 (1979)

Zusammenfassung

W. Wetzel und H. Matthies: Wirkung von Substanz P auf die Retention einer Hell-Dunkel-Diskriminierungsaufgabe bei Ratten

Die Wirkung von Substanz P (SP) auf Akquisition und Retention einer Fußschock-motivierten Hell-Dunkel-Diskriminierung wurde an Ratten untersucht. 250 μg SP/kg wurden entweder 30 min vor oder unmittelbar nach der Trainingssitzung i.p. injiziert. Die Akquisition der Hell-Dunkel-Diskriminierung wurde durch SP, appliziert 30 min vor dem Training, nicht beeinflußt. Jedoch führte sowohl die prä-Training als auch die post-Training-Injektion von SP zu einer signifikanten Verbesserung der Retention, die 24 h nach dem Training geprüft wurde. Der Effekt von SP auf die Gedächtniskonsolidierung wird diskutiert.

Acta biol. med. germ., Band 41, Seite 653–658 (1982)

Forschungsabteilung der Kinderklinik und Nuklearmedizinische Klinik des Bereiches Medizin (Charité) der Humboldt-Universität zu Berlin, 1040 Berlin, DDR

Einfluß von Sauerstoffmangel auf die Beziehung von Dichte und Jugendlichkeit roter Blutzellen neugeborener, jugendlicher und erwachsener Ratten

A. Lun, Renate Pohle, M. Schürer und J. Gross

(Eingegangen am 21. Januar 1982)

Zusammenfassung

Erwachsene männliche, jugendliche und gravide Ratten wurden 3 bis 9 Tage lang einer wiederholten Hypoxie von 8 h täglich in einer Unterdruckkammer ausgesetzt (5000 m Höhe, $pO_2 = 11{,}3$ kPa bzw. 6000 m Höhe, $pO_2 = 9{,}89$ kPa). Es wurden die Dichteverteilungskurven der roten Blutzellen (rBZ) und der ^{59}Fe-Einbau in Zellen verschiedener Dichte bestimmt.

Im Laufe der Ontogenese nimmt die Dichte der rBZ zu (mediane Dichte am 1. Lebenstag 1,100 kg/l, am 21. Lebenstag 1,102 kg/l, erwachsene Ratte 1,103 kg/l). Der Dichtebereich zwischen 1. und 4. Quartil, in dem 50% aller Zellen liegen, betrug bei Neugeborenen und Jugendlichen 0,010 kg/l, bei Erwachsenen 0.004 kg/l.

Hypoxieexposition führte bei Tieren der untersuchten Altersgruppen zum Anstieg des Anteils leichter rBZ (%lZ). Die Abnahme der medianen Dichte der rBZ betrug bei Neugeborenen 0,005, bei jugendlichen 0,004 und bei erwachsenen Ratten 0,002 kg/l.

Die kumulativen Verteilungskurven von ^{59}Fe-Einbau und Dichte der rBZ lassen sich durch die Gleichung

$$\%^{59}\mathrm{Fe} = \frac{\%\mathrm{lZ}}{1 - \alpha + \alpha \cdot \%\mathrm{lZ}}$$

beschreiben. Der Wert α charakterisiert die Beziehung zwischen Dichte einerseits und Reifegrad und Alter der Zellen andererseits. Für Kontroll- und Hypoxietiere wurden jeweils folgende Werte für α errechnet: neugeborene 0,515 bzw. 0,520, jugendliche 0,829 bzw. 0,596 ($p \leqq 0{,}01$) und erwachsene Ratten 0,875 bzw. 0,823. Jugendliche Tiere bilden bei hypoxisch stimulierter Erythropoese dichtemäßig ähnlich heterogene Zellen wie neugeborene. Möglicherweise werden ontogenenetisch ältere Zellbildungsorte oder -klone reaktiviert.

Einführung

Bei Hypoxieexposition werden Differenzierungs- und Reifungsprozesse der roten Blutzellen (rBZ) im Knochenmark stimuliert, so daß nach 24 h bis 2 Tagen eine vermehrte Ausschüttung junger Zellen ins strömende Blut nachzuweisen ist [1]. Der höhere Anteil von jungen rBZ widerspiegelt sich in einer Verschiebung der Dichteverteilungskurve (DVK) zu geringerer Dichte [2, 3]. Während postnatal bei der Ratte eine enge Beziehung zwischen Dichte und Jugendlichkeit der rBZ gefunden wurde, wurde pränatal eine große Heterogenität der jungen rBZ hinsichtlich ihrer Dichte nachgewiesen [4].

Das Ziel der vorliegenden Mitteilung ist es, den Einfluß einer wiederholten Hypoxieexposition auf die Dichte rBZ und die Beziehung zwischen Dichte und Jugendlichkeit rBZ in der Ontogenese zu untersuchen.

Material und Methoden

In einer Unterdruckkammer wurden erwachsene männliche, jugendliche beiderlei Geschlechts und gravide Wistar-Ratten einer wiederholten Hypoxie von 8 h täglich ausgesetzt (5 männliche Ratten, 4 aufeinanderfolgende Tage, pO_2 9,89 kPa; 8 jugendliche Ratten, 12.—20. Lebenstag; 6 gravide Ratten, 20.—22. Gestationstag, pO_2 jeweils 11,3 kPa).
Den Ratten wurde $^{59}FeCl_3$ in physiologischer NaCl-Lösung 30 min vor der letzten Hypoxieexposition i.p. appliziert (erwachsene Ratten = 185 kBq, jugendlichen = 18,5 kBq). 24 h nach ^{59}Fe-Applikation erfolgte die Blutentnahme bei erwachsenen Tieren durch Aortenpunktion, bei neugeborenen und jugendlichen unter Durchtrennung des Truncus brachialis. Die Entbindung der graviden Ratten erfolgte spontan 9 bis 22 h nach der ^{59}Fe-Applikation. Es wurden aus dem Blut die DVK der rBZ mit Phthalsäureestermischungen der Dichten 1,088, 1,095, 1,097, 1,101 und 1,106 kg/l nach Danon und Marikovsky [5] ermittelt und die ^{59}Fe-Markierung der getrennten rBZ bestimmt. Aus diesen Daten wurde der ^{59}Fe-Einbau in periphere rBZ berechnet [4].
Die kumulative Verteilung von Dichte und ^{59}Fe-Einbau in die rBZ läßt sich in guter Annäherung durch die Gleichung

$$\%^{59}\text{Fe} = \frac{\%\text{lZ}}{1 - \alpha + \alpha \cdot \%\text{lZ}}$$

beschreiben, wobei α ein Maß für die Anreicherung des ^{59}Fe in Abhängigkeit von der kumulativen Zellverteilung darstellt [6].
Das Blutvolumen wurde über das Körpergewicht abgeschätzt (erwachsene Tiere: 5,3 ml pro 100 g Körpergewicht; junge Ratten: 6,7 ml/100 g; Feten: 7 ml/100 g Körpergewicht [7—9]). Die Gewichtsdifferenz war bei jugendlichen und erwachsenen Ratten nicht Folge der Hypoxieexposition. Die Retikulozyten wurden nach Brilliantkresylblaufärbung gezählt, der Hämatokrit wurde nach DAB 7 bestimmt und die Glukose-6-phosphat-Dehydrogenase-Aktivität der rBZ nach Stobbe [10] und Kornberg und Horecker gemessen [11].
Zur statistischen Prüfung der Ergebnisse wurde der Wilcoxon-Test verwendet [12].

Ergebnisse

Tab. 1 zeigt Körpergewicht und erythrozytäre Parameter von Tieren verschiedenen Lebensalters nach Hypoxieexposition im Vergleich zu Kontrollen. Während die neugeborenen Ratten auf die pränatale Hypoxie mit vermindertem Körpergewicht, Anstieg der Retikulozytenzahl im Blut und der Glukose-6-phosphat-Dehydrogenase-Aktivität im Hämolysat reagierten, wurde bei erwachsenen Tieren ein Anstieg von Hämatokrit, Retikulozytenzahl und Glukose-6-phosphat-Dehydrogenase-Aktivität beobachtet.
Hypoxieexposition führte in allen untersuchten Altersperioden zur Verschiebung der DVK der rBZ zu Zellen geringer Dichte (Abb. 1).
Die Abnahme der Dichte der rBZ betrug bei neugeborenen und jugendlichen Ratten 0,005 bzw. 0,004 und bei erwachsenen Ratten 0,002 kg/l.
Als Maß der Streuung kann der Dichtebereich zwischen 1. und 4. Quartil, in dem 50% aller Zellen liegen, angesehen werden. Er betrug bei Neugeborenen und jugendlichen 0,010, bei Erwachsenen 0,004 kg/l. Hypoxie beeinflußte die Streuung der Dichte nicht.

Tabelle 1

Körpergewicht und erythrozytäre Kriterien nach wiederholter Hypoxie bei Ratten verschiedenen Lebensalters

Parameter	Neugeborene Ratte		Jugendliche Ratte		Erwachsene Ratte	
	Kontrolle	Hypoxie	Kontrolle	Hypoxie	Kontrolle	Hypoxie
Körpergewicht (g)	6,5 ± 0,6 (30)	5,4 ± 0,6[a] (41)	31,1 ± 7,0 (6)	40,2 ± 14,5[c] (8)	233 ± 8 (5)	213 ± 5[c] (5)
Hämatokrit	0,366 ± 0,048 (27)	0,372 ± 0,058 (41)	0,305 ± 0,046 (6)	0,326 ± 0,022 (8)	0,404 ± 0,017 (5)	0,463 ± 0,027[b] (5)
Retikulozyten	0,208 ± 0,100 (10)	0,263 ± 0,087[b] (22)			0,003 ± 0,002 (5)	0,016 ± 0,002[b] (5)
Glukose-6-phosphat-Dehydrogenase (nkat/l)	168 ± 30 (26)	188 ± 43[a] (40)			128 ± 15 (5)	148 ± 13[b] (5)⁻
Mediane Dichte D50 (kg/l)	1,100 ± 0,004 (12)	1,095 ± 0,003[b] (6)	1,102 ± 0,003 (6)	1,098 ± 0,002[b] (8)	1,103 ± 0,001 (5)	1,101 ± 0,001[a] (5)

[a] = $p \leqq 0{,}01$, [b] = $p \leqq 0{,}05$, [c] = Unterschied nicht Folge der Hypoxie

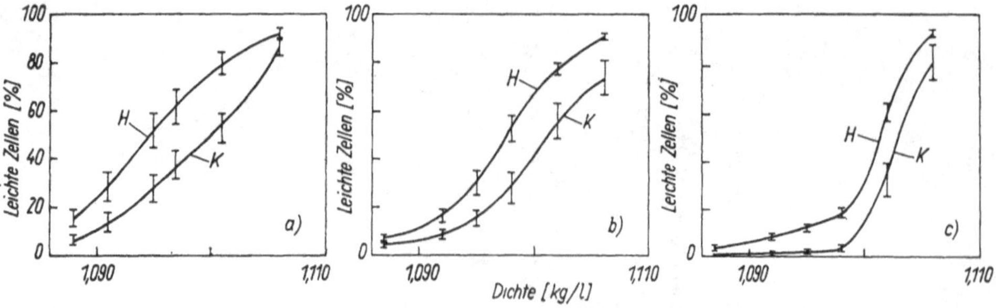

Abb. 1. Dichteverteilungskurven peripherer roter Blutzellen neugeborener, jugendlicher und erwachsener Ratten nach hypobarer Hypoxieexposition (täglich 8 h, $\bar{x} \pm s_{\bar{x}}$, H = Hypoxietiere, K = Kontrollen).
a) Neugeborene Ratten, Hypoxie 20. bis 22. Gestationstag, pO_2 = 11,3 kPa, n K 12/H 6; b) 21 Tage alte Ratten, Hypoxie 12. bis 20. Lebenstag, pO_2 = 11,3 kPa, n K 6/H 8; c) erwachsene männliche Ratten, Hypoxie 4 aufeinanderfolgende Tage, pO_2 = 9,89 kPa, n K 5/H 5

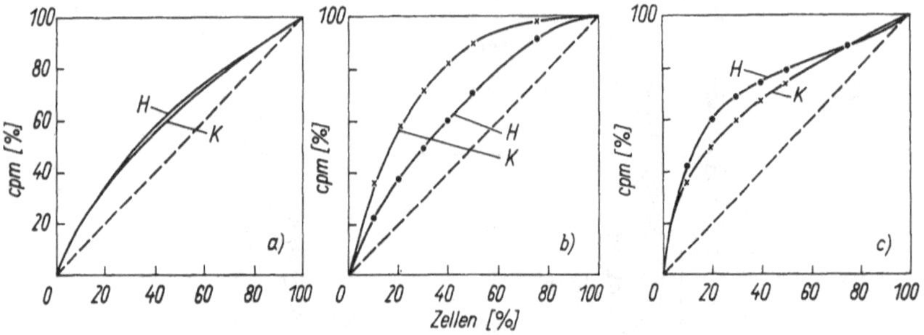

Abb. 2. Prozentualer 24 h ^{59}Fe-Einbau in periphere rote Blutzellen zunehmender Dichte neugeborener, jugendlicher und erwachsener Ratten.
Hypoxie wie in Abb. 1, ^{59}Fe-Applikation jeweils 30 min vor der letzten 8 h Hypoxieexposition a) neugeborener Ratten; b) jugendlicher Ratten; c) erwachsene männliche Ratten

Bei Neugeborenen wurde 24 h nach ^{59}Fe-Applikation in den 10% leichtesten rBZ 20% des ^{59}Fe gemessen, das in den peripheren rBZ wiedergefunden wurde (Kontrolle und Hypoxie), bei Jugendlichen 36% (Kontrolle) und 22% (Hypoxie) und bei Erwachsenen 36% (Kontrolle) bzw. 42% (Hypoxie) (Abb. 2 a, b, c). Jeweils für Kontroll- und Hypoxietiere wurden folgende α-Werte zur Charakterisierung der kumulativen Verteilungskurven errechnet: Neugeborene 0,515 ± ± 0,131 bzw. 0,520 ± 0,120 (n.s.); Jugendliche 0829 ± 0,058 bzw. 0,596 ± ± 0,182 ($p < 0{,}01$); Erwachsene 0,875 ± 0,061 bzw. 0,823 ± 0,061 (n.s.).

Diskussion

Auf Grund der Unreife des erythropoetischen Systems der Ratte zur Zeit der Geburt wurde vermutet, daß die Ansprechbarkeit der Erythropoese auf hypoxische Reize in der Perinatalperiode vermindert ist [13]. Der Anstieg der Glukose-6-phosphat-Dehydrogenase-Aktivität der rBZ und der Retikulozytenzahl des peripheren Blutes bei der neugeborenen Ratte deuten auf eine Verjüngung der Population der peripheren rBZ und damit auf die Reaktion der Erythropoese bei

pränataler Hypoxieexposition hin. Auch die Erythropoetinaktivität steigt bei der neugeborenen Ratte nach Hypoxieexposition an [14, 15].
Die mediane Dichte der rBZ fällt als Folge der Hypoxie ab [2, 3]. Bemerkenswert ist, daß diese Dichteabnahme bei erwachsenen Tieren in Relation zur interindividuellen Variation deutlicher ausgeprägt ist. Mit dem Anteil leichter Zellen (in Prozent, bei Dichtetrennungen mit Phthalatlösungen der Dichten 1,095 und 1,098 kg/l) ließ sich bei erwachsenen Tieren eine fehlerfreie Zuordnung zu den Gruppen „Hypoxie" und „Kontrollen" erreichen, während bei neugeborenen und jungen Ratten auf Grund der großen interindividuellen Variation nur ein statistischer Unterschied zwischen beiden Gruppen zu sichern war [3, 16].
Die Ergebnisse in Abb. 2b deuten darauf hin, daß die Beziehung von Dichte und Reifegrad und Alter der rBZ bei jugendlichen Tieren unter normalen und hypoxischen Bedingungen Unterschiede aufweisen.
Als Maß für die Qualität der Beziehung kann die Größe α benutzt werden [6]. Unter normalen Bedingungen ist die Beziehung zwischen Dichte und Reifegrad und Alter der Zellen bei neugeborenen Tieren ($\alpha = 0{,}5$) weniger ausgeprägt als bei jugendlichen und erwachsenen ($\alpha = 0{,}8$). Unter hypoxischen Bedingungen ist bei jugendlichen Ratten eine ähnlich lose Beziehung wie bei neugeborenen festzustellen ($\alpha = 0{,}5$).
Offensichtlich bilden jugendliche Tiere bei hypoxisch stimulierter Erythropoese dichtemäßig ähnlich heterogene Zellen wie neugeborene. Unter der Annahme, daß die Dauer einer milden Hypoxie (mäßigen Grades) ohne Einfluß auf die Beziehung zwischen Dichte und Jugendlichkeit der rBZ ist, könnte diese Heterogenität der rBZ bei jugendlichen Tieren auf eine Reaktivierung ontogenetisch älterer Zellbildungsorte oder -klone zurückgeführt werden [17].

Literatur

[1] Stohlman, F., S. Ebbe u. B. Morse: Ann. N. Y. Acad. Sci. **149**, 156 (1968)
[2] Schmidt, G., J. Gross, E. Necas u. J. Neuwirt: Acta biol. med. germ. **36**, 205 (1977)
[3] Lun, A., R. Pohle u. J. Gross: Dte GesundhWes. **34**, 1452 (1979)
[4] Lun, A., R. Pohle, M. Schürer u. J. Gross: Acta biol. med. germ. **41**, 227 (1982)
[5] Danon, D., u. Y. Marikovsky: J. Lab. clin. Med. **64**, 668 (1974)
[6] Gross, J., G. Schmalisch u. I. Syllm-Rapoport: Acta haemat. (eingereicht)
[7] Ganzoni, A. M.: Kinetik und Regulation der Erythrocytenproduktion (Experimentelle Medizin, Pathologie und Klinik, Band 31). Springer, Berlin, Heidelberg, New York 1970, S. 1
[8] Garcia, J. F.: Am. J. Physiol. **190**, 19 (1957)
[9] Travnickova, E., u. J. Heller: Physiologica bohemoslov. **12**, 541 (1963)
[10] Stobbe, H.: Untersuchungen von Blut und Knochenmark. Verlag Volk und Gesundheit, Berlin 1974, S. 56
[11] Kornberg, A., u. B. L. Horecker: Meth. Enzym. **1**, 323 (1955)
[12] Documenta Geigy, Wissenschaftliche Tabellen. Basel 1960, S. 124
[13] Schmidt, G., J. Gross, E. L. Grauel, W. Ihle u. I. Syllm-Rapoport: Biol. Neonate **31**, 42 (1977)
[14] Garcia, J. F.: Am. J. Physiol. **190**, 25 (1957)
[15] Carmena, A. O., D. Howard u. F. Stohlman: Blood **32**, 376 (1968)
[16] Lun, A., A. Michel, R. Pohle, R. Staak u. J. Gross: Dte GesundhWes. **33**, 1722 (1978)
[17] Thomas, E. D., H. L. Lochte, W. B. Greenough u. M. Wales: Nature, Lond. **185**, 396 (1960)

Für die Autoren: Dr. A. Lun, Forschungsabteilung der Kinderklinik des Bereichs Medizin (Charité) der Humboldt-Universität zu Berlin, 1040 Berlin, Schumannstr. 20/21, DDR

Summary

A. LUN, RENATE POHLE, M. SCHÜRER, and J. GROSS: The influence of oxygen deficiency on the relation of density and maturity of red blood cells from newborn, juvenile and adult rats

Adult male, juvenile and pregnant rats were exposed to repeated hypoxia 8 h daily for 3–9 days in a low pressure chamber (altitude of 5000 m, $pO_2 = 11.3$ kPa and 6000 m, respectively, $pO_2 = 9.89$ kPa). The density distribution curves of the red blood cells (RBC) and the incorporation of ^{59}Fe into cells of different density were determined.

In the ontogenesis the density of RBC increases (median density on the first day of life 1.100 kg/l; on the 21st day of life 1.102 kg/l, adult rats 1.103 kg/l). The density difference between the 1st and 4th quartile in which 50% of the cells range was 0.010 kg/l for newborn and juvenile animals and 0.004 kg/l for adult ones.

Exposure to hypoxia led in the animals of the investigated age groups to a rise of the proportion of light RBC (%lRBC). The decrease in median density of RBC was 0.005 for newborns, 0.004 for juveniles, and 0.002 kg/l for adult rats.

The cumulative distribution curves of ^{59}Fe incorporation and density of RBC can be described by the equation

$$\%^{59}\mathrm{Fe} = \frac{\%\mathrm{lRBC}}{1 - \alpha + \alpha \cdot \%\mathrm{lRBC}}$$

The value α characterizes the relation between density, on the one hand, and the maturity and age of cells, on the other. For control and hypoxic animals the following values for α have been calculated: for newborns 0.515 and 0.520, for juveniles 0.829 and 0.596 ($p \leqq 0.01$), and for adult rats 0.875 and 0.823. Juvenile animals form in regard to density similar heterogenic cells as newborns after hypoxia. It may be that ontogenetically older cell forming sites or clones are reactivated.

Acta biol. med. germ., Band 41, Seite 659—663 (1982)

[1] Nervenklinik des Bereichs Medizin (Charité) der Humboldt-Universität zu Berlin, 1040 Berlin
[2] Kinderklinik der Karl-Marx-Universität, 7010 Leipzig

Resorptionsstörungen bei Kindern mit Phenylketonurie

G. COBET[1] und K. BEYREISS[2]

(Eingegangen am 4. November 1980; nach Revision am 3. Februar 1982)

Zusammenfassung

Bei 29 Säuglingen und Kleinkindern mit Phenylketonurie wurde teilweise mehrfach der übliche *D*-Xylose-Ausscheidungstest durchgeführt. Im Vergleich zu 23 gesunden Kontrollkindern ergaben sich zeitlich unabhängig von der phenylalaninarmen Diät signifikant schlechtere Resorptionswerte für Xylose bei Kindern mit Phenylketonurie. Im Hinblick auf Diätnebenwirkungen im Säuglingsalter erscheint eine weitere Klärung der Resorptionsstörungen bei Phenylketonurie empfehlenswert.

Einleitung

Zu dem klinischen Erscheinungsbild einer unbehandelten Phenylketonurie zählt vorrangig der frühkindliche Hirnschaden [23]. Weitere Symptome sind ekzematöse Hautveränderungen [22], mangelhafte Pigmentbildung [32] sowie auch Brechneigung im frühen Säuglingsalter [29]. Die Ursache für diese Störungen ist das Überangebot von Phenylalanin im Organismus wegen des Mangels an Phenylalaninhydroxylase in der Leber. Die Erhöhung der Phenylalaninkonzentration im Blut beträgt das 10- bis 30fache der Norm [9].

Für den Wirkungsmechanismus des Phenylalaninüberangebotes in den Zellen gibt es mehrere Erklärungsmöglichkeiten [11]. Im Vordergrund scheint dabei eine kompetitive Hemmung des Transportes und der Verwertung anderer Aminosäuren durch Phenylalanin zu stehen. Seit den Untersuchungen von LINNEWEH und EHRLICH [25] und nachfolgenden Bestätigungen durch andere Autoren [1, 3, 28] ist eine Verdrängung anderer Aminosäuren hauptsächlich als Schädigungsmechanismus zu nennen. Dies trifft besonders für das Zentralnervensystem zu, in dem die Bildung des Myelins behindert wird [10, 31]. Inwieweit andere Symptome der Phenylketonurie durch eine kompetitive Hemmung des Aminosäurenstoffwechsels bedingt sind, ist noch nicht sicher geklärt.

Nur wenige Beobachtungen [35] weisen auf Störungen im Gastrointestinaltrakt bei der Phenylketonurie hin. Dabei lassen sich primäre Folgen der Phenylketonurie schwer von diätetisch bedingten abgrenzen [7, 8, 13], denn die Behandlung der Patienten besteht im Ersatz eines hohen Anteils des natürlichen Eiweißes durch ein phenylalaninfreies und damit unphysiologisches Gemisch von Aminosäuren. Wir beobachteten während der Diätbehandlung oft Durchfall, Erbrechen und Appetitlosigkeit. Deshalb untersuchten wir die intestinale Schleimhaut morphologisch nach Saugbiopsie [12]. In diesem Zusammenhang interessierte uns auch die Funktion der Schleimhaut. Wir führten den in der Klinik gebräuchlichen *D*-Xylose-Ausscheidungstest durch.

Material und Methodik

29 Säuglinge ab der zweiten Lebenswoche und Kleinkinder mit Phenylketonurie wurden untersucht. Sie erhielten 0,6 g *D*-Xylose pro kg Körpergewicht in Tee gelöst. Anschließend wurde über 8 h der Harn gesammelt, die *D*-Xylose-Konzentration bestimmt und die ausgeschiedene Menge in Prozent der Zufuhr angegeben [4]. Bei der Mehrzahl der Patienten wurde der Test mehrfach in Abhängigkeit von der Behandlungsdauer durchgeführt. Wir stellten folgende Klassen auf: 1) vor Diätbeginn (n = 29); 2) 10 Tage (n = 13); 3) 20 Tage (n = 13); 4) 40 Tage (n = 21); 5) 100 Tage (n = 19) nach Diätbeginn.
Als Kontrollen dienten 23 Säuglinge im Alter von 10 Tagen bis 5 Monate. Frühere Untersuchungen zeigten keine signifikanten Unterschiede für die Absorptionsraten dieser Altersgruppe gegenüber Neugeborenen [5] sowie gegenüber älteren Säuglingen und Kleinkindern [6].
Außerdem wurde bei 23 von den genannten 29 Patienten mit Phenylketonurie und bei 10 stoffwechselgesunden Säuglingen die Ausscheidung von *D*-Xylose im 8 h-Harn nach i. v. Injektion von 0,6 g *D*-Xylose pro kg Körpergewicht bestimmt, um die Umsatzrate der Pentose im intermediären Stoffwechsel zu ermitteln [4].

Ergebnisse

Die Ergebnisse sind in Abb. 1 dargestellt. Nach intravenöser Injektion ergeben sich zwischen Patienten und Kontrollen keine Unterschiede in der Ausscheidung von *D*-Xylose. Allerdings ist die Streuung bei den Patienten größer als bei den stoffwechselgesunden Kindern.
Deutliche Differenzen finden sich im oralen *D*-Xylose-Ausscheidungstest. Die Mittelwerte sind bei den Patienten regelmäßig niedriger ($p < 0{,}01$) als bei den Kontrollen. Dagegen zeigen sich keine signifikanten Differenzen innerhalb der Patientenklassen vor und in Abhängigkeit von der Dauer der Diätbehandlung.

Diskussion

Die Umsatzraten von *D*-Xylose verhalten sich bei Kindern mit Phenylketonurie und bei den Kontrollen gleich. Unterschiede in der Ausscheidung von *D*-Xylose nach oraler Zufuhr können wir deshalb auf die intestinale Resorption beziehen. Bei den Patienten besteht eine verminderte Resorption von *D*-Xylose offenbar unabhängig von der Behandlung und deren Dauer innerhalb von 100 Tagen.
Diese Befunde ergänzen Ergebnisse von COBET et al. [12], die bei Kindern mit Phenylketonurie leichte bis mittelschwere, lichtmikroskopisch feststellbare Veränderungen der intestinalen Schleimhaut fanden. Diese Schleimhautveränderungen waren ebenfalls schon vor Gabe der phenylalaninarmen Diät nachweisbar; sie gehören deshalb zum Erscheinungsbild der unbehandelten Phenylketonurie. Eine Korrelation zwischen dem lichtmikroskopischen Schleimhautbefund und dem Ergebnis der *D*-Xylose-Tests besteht nicht immer [27]. Das ist auch nicht zu erwarten, da die aktive Absorption von *D*-Xylose von der Funktion der histologisch nicht sicher zu beurteilenden Bürstensaumregion der Enterozyten abhängig ist.

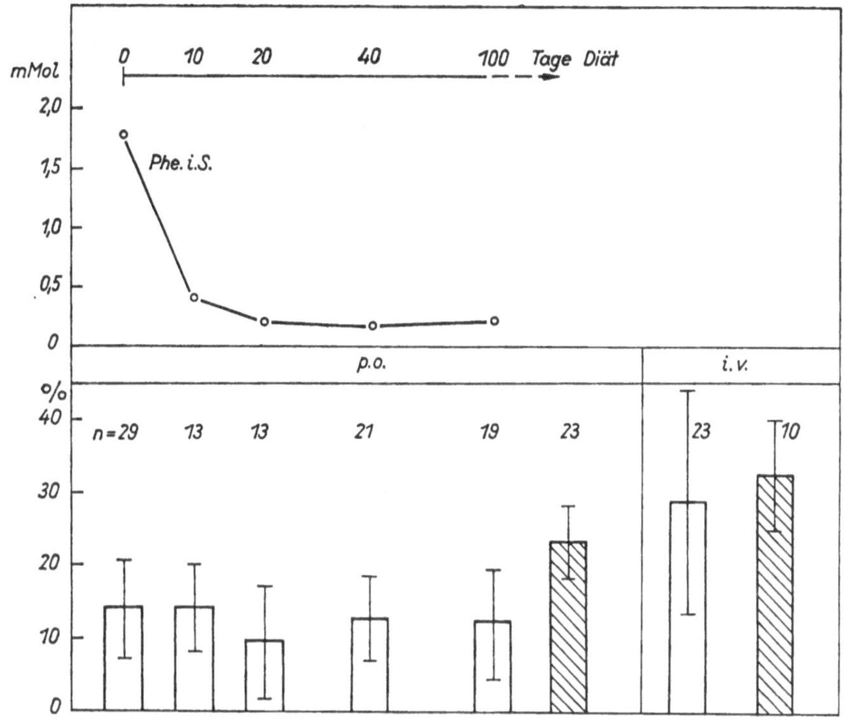

Abb. 1. *D*-Xylose-Ausscheidung (Mittelwerte und Standardabweichungen) in Prozent der Zufuhr bei Kindern mit Phenylketonurie zu verschiedenen Zeiten vor und nach Diätbeginn (□) und bei stoffwechselgesunden Kontrollen (▨) nach oraler (p. o.) und intravenöser (i. v.) Belastung mit 0,6 g *D*-Xylose pro kg Körpergewicht.
Die Kurve zeigt die Mittelwerte der Phenylalaninkonzentrationen im Blut zur Zeit der Xylosetests

Es gibt in der Literatur weitere Hinweise für eine eingeschränkte Resorption von Nahrungssubstanzen bei unbehandelter Phenylketonurie. Sie beschränken sich jedoch auf Aminosäuren. So konnten LINNEWEH et al. [26] eine erheblich verminderte Resorption von Leuzin und Arginin feststellen. In diesem Zusammenhang wird eine kompetitive Hemmung des Carriersystems für Aminosäuren in der Schleimhaut durch das endogene Überangebot von Phenylalanin diskutiert [34]. Andere Autoren beschreiben auch eine Hemmung des Transportes von Tryptophan und Tyrosin in der Schleimhaut [2, 21, 30]. *L*-Phenylalanin in 0,005 M Lösung hemmt die Aktivität der alkalischen Phosphatase in der Bürstensaumregion zu 75% [18, 19, 33]; Phenylalanin erreicht aber bei unbehandelter Phenylketonurie selten diese Konzentration im Blut. Bei Phenylketonurie wird von FARQUHAR et al. [16] eine atypische Darmflora in Erwägung gezogen und mit Resorptionsstörungen in Zusammenhang gebracht.

Da die Konzentration von Phenylalanin im Blut mit Beginn der Diät absinkt, die Resorptionsstörungen aber in der beobachteten Zeit fortbestehen, kann das endogene Überangebot von Phenylalanin für das Persistieren der Störungen kaum allein verantwortlich gemacht werden, wohl aber findet man auch bei Kindern

während der Diät kein ausgewogenes Verhältnis der anderen Aminosäuren im Plasma [24]. Hinzu kommen andere mögliche Faktoren, wie zum Beispiel die hohe osmotische Wirksamkeit des Aminosäurenpräparates durch die freien Aminosäuren sowie durch fertigungstechnisch bedingte Nebensubstanzen.
Hanley et al. [20] beschrieben in einer Übersicht die vielfachen Schwierigkeiten bei der Behandlung mit phenylalaninarmer Diät. Dabei ist die Frage wichtig, inwieweit bei Phenylketonurie auch die Resorption von Nährstoffen beeinträchtigt ist. Die Schwierigkeiten und Nebenwirkungen bei der Diätführung wurden bisher von den meisten Autoren mit Unzulänglichkeiten der Diät und der Aminosäurenpräparate begründet [8, 14, 15, 17, 20].
Ob auch die unbehandelte Phenylketonurie mit Resorptionsstörungen einhergeht, ist für die Praxis von Bedeutung, da nämlich schon zu Beginn der Diät mit Mangelerscheinungen von essentiellen Substanzen neben den Aminosäuren und Energieträgern zu rechnen ist. In den Ländern mit einer obligatorischen Früherfassung der Phenylketonurie liegt der Diätbeginn in der frühen Säuglingszeit, in der ein ausreichendes Angebot aller Nahrungssubstanzen für den Stoffwechsel besonders wichtig ist. Eine weitere Abklärung der Resorptionsverhältnisse bei der Phenylketonurie erscheint deshalb angebracht.

Literatur

[1] Agraval, H. C., A. H. Bone u. A. N. Davson: Biochem. J. **112**, 27 (1969)
[2] Anderson, J. A., H. Bruhl, A. J. Michaelis u. D. Doeden: Pediat. Res. **1**, 372 (1967)
[3] Aoki, K., u. F. L. Siegel: Science, N. Y, **168**, 129 (1970)
[4] Beyreiss, K. in: Funktionsdiagnostik im Kindesalter, U. Steiniger u. H. Theile (Hrsg.). Thieme, Leipzig 1974, S. 248
[5] Beyreiss, K.: Pädiat. Grenzgeb. **10**, 151 (1971)
[6] Beyreiss, K., u. W. Hoepffner: Pädiat. Grenzgeb. **10**, 235 (1971)
[7] Bickel, H.: in: Phenylketonuria and Allied Metabolic Diseases. Proceedings of a Conference held at Washington 1966. J. A. Anderson u. K. F. Swaiman (Hrsg.). Washington 1967, S. 99
[8] Bickel, H., u. H. J. Bremer: Dt. med. Wschr. **92**, 700 (1967)
[9] Brimblecombe, F. S. W., J. D. Blainey, M. E. R. Stoneman u. B. S. B. Wood: Br. med. J. **1961**/III, 793
[10] Chase, H. P., u. D. O'Brien: Pediat. Res. **4**, 96 (1970)
[11] Cobet, G.: Ergebn. exp. Med. **30**, 235 (1978)
[12] Cobet, G., H. David, D. Mücke, I. Nitz u. K. Robbe: Pädiat. Grenzgeb. **13**, 13 (1974)
[13] Cobet, G., u. K. Hübschmann: Dte GesundhWes. **21**, 1018 (1967)
[14] Cockburn, F., J. D. Sherman, D. Ingall u. R. Klein: Proc. Soc. exp. Biol. Med. **118**, 238 (1965)
[15] Dittrich, J. K.: Z. Kinderheilk. **93**, 1 (1965)
[16] Farquhar, J. W., J. Richmond u. H. P. Tait: Clin. Pediat. **2**, 504 (1963)
[17] Feinberg, S. B., u. R. O. Fisch: Radiology **78**, 394 (1962)
[18] Fishman, W. H., S. Green u. N. J. Inglis: Nature, Lond. **198**, 685 (1963)
[19] Ghosh, N. K., u. W. H. Fishman: J. biol. Chem. **241**, 2516 (1966)
[20] Hanley, W. B., L. Linsao, W. Davidson u. C. A. F. Moes: Pediat. Res. **4**, 318 (1970)
[21] van der Heiden, C., u. S. K. Wadman in: Abstracts of Communications 6th Meeting of the Federation of European Biochemical Society Madrid 1969, 1086, S. 334.
[22] Jervis, G. A.: Res. Publs Ass. Res. nerv. ment. Dis. **33**, 259 (1954)
[23] Jervis, G. A.: Archs Neurol. Psychiat., Chicago **38**, 944 (1937)
[24] Linneweh, F., u. M. Ehrlich: Dt. med. Wschr. **89**, 1156 (1964)
[25] Linneweh, F., u. M. Ehrlich: Klin. Wschr. **40**, 225 (1962)

[26] LINNEWEH, F., M. EHRLICH, E. H. GRAUL u. H. HUNDESHAGEN: Klin. Wschr. **41**, 253 (1963)
[27] LÜCKING, T., u. R. GRÜTTNER: Mschr. Kinderheilk. **119**, 576 (1971)
[28] NEAME, K. D.: Nature, Lond. **192**, 173 (1961)
[29] PARTINGTON, M. W.: Pediatrics **27**, 465 (1961)
[30] SCRIVER, C. R. in: Phenylketonuria and Allied Metabolic Diseases; Proceedings of a Conference held at Washington, 1966. J. A. ANDERSON u. K. F. SWAIMAN (Hrsg.) Washington 1967, S. 99
[31] SHAH, S. N., N. A. PETERSON u. C. M. MCKEAN: J. Neurochem. **17**, 279 (1970)
[32] SNYDERMAN, S. E., P. NORTON u. L. E. HOLT: Fedn Proc. Fedn Am. Socs exp. Biol. **14** 450 (1955)
[33] ŠTÊPAN, J., V. VOLCK u. J. KOLÁŘ: Clinica chim. Acta **69**, 1 (1976)
[34] TÄUFEL, K.: Nahrung **13**, 559 (1969)
[35] UMBARGER, B., H. K. BERRY u. B. S. SUTHERLAND: J. Am. med. Ass. **193**, 78 (1965)

Summary

G. COBET and K. BEYREISS: Malabsorption in infants with phenylketonuria
The usual loading test with *D*-xylose was carried out repeatedly in infants and toddlers with phenylketonuria. Significantly worse values of xylose resorption were found in comparison with healthy controls independent of the duration of the phenylalanine restricted diet. A further clearing for the matter of malabsorption in phenylketonuria seems to be recommendable with regard to secondary effects of the diet.

Acta biol. med. germ., Band 41, Seite 665–674 (1982)

Lehrstuhl für Pathologische Biochemie der Ernst-Moritz-Arndt-Universität,
2200 Greifswald, DDR

Lipidkonzentrationen in Leberzellfraktionen der Ratte bei nahrungsinduzierter Fettsucht

D. Stauske und W. Haude

(Eingegangen am 13. Oktober 1981; nach Revision am 10. Februar 1982)

Zusammenfassung

An männlichen Wistar-Ratten wurden die durch mehrwöchige Hochfettdiät induzierten Veränderungen von Lipidparametern in Zellfraktionen der Leber untersucht. Dazu wurden subzelluläre Fraktionierungen von Lebergewebe 12 Wochen alter Tiere, die 3% Fett (Verwendung als Kontrollen) bzw. 50% Fett enthaltendes Futter erhalten hatten, mittels Differentialzentrifugation durchgeführt und die Lipide in den Zellfraktionen quantitativ bestimmt.
Im Ergebnis der Untersuchungen waren bei den Triglyzeriden und Cholesterylestern in der Gesamtleber und in allen Zellfraktionen Konzentrationsanstiege auf das Mehrfache der Kontrollen zu verzeichnen. Der Großteil der akkumulierten Lipide war im zytosolischen Überstand wiederzufinden. Im Gegensatz dazu wurden bei den Phospholipiden und dem freien Cholesterol nur ein geringer Anstieg des freien Cholesterols in der Gesamtleber sowie Erhöhungen beider Lipide im zytosolischen Überstand beobachtet, die Partikelfraktionen zeigten jedoch keine Veränderungen.
In der Diskussion wird herausgestellt, daß die Akkumulation der Triglyzeride und Cholesterylester in der Leber in erheblichem Maße auch die Partikelfraktionen betrifft (was in der Literatur bisher nur sporadisch für einzelne Partikelfraktionen beobachtet wurde), was für die Funktion des Zellkerns, der Mitochondrien und des endoplasmatischen Retikulums von Bedeutung sein könnte. Die Vermehrungen von Phospholipiden und freiem Cholesterol im Überstand müssen nicht nur als passiver Ablagerungsvorgang angesehen werden, sondern könnten notwendige Beiträge zum Aufbau von Lipidtröpfchen im Zytosol bei Triglyzerid- und Cholesterylester-Deponierung in diesem Bereich der Zelle darstellen. Die Untersuchungen bestätigen, daß die Leberverfettung zwar regelmäßig auf eine Triglyzerid-Akkumulation zurückzuführen ist, daß aber unter besonderen ätiologischen Bedingungen auch das Cholesterol in Form seiner Ester angereichert wird.

Einleitung

Im Rahmen von Stoffwechseluntersuchungen am Modell einer Fettsucht der weißen Ratte, induziert durch Langzeitfütterung einer Hochfettdiät, untersuchten wir fettsuchtbedingte Änderungen von Lipidparametern in Serum, Leber und Fettgewebe. Als Folge der fettreichen Ernährung war bereits nach vier Wochen eine massive Leberverfettung der Tiere nachweisbar, die sowohl in einer starken Triglyzerid- als auch Cholesterol-Akkumulation bestand. Letztere war insbesondere auf einen starken Anstieg der Cholesterylester-Konzentration

Verwendete Abkürzungen: TG: Triglyzeride, FC: freies Cholesterol, CE: Cholesterylester

zurückzuführen, während die Konzentration an freiem Cholesterol durch Fettfütterung nicht verändert wurde [1].
Um genauere Kenntnis über die Lokalisation der angereicherten Lipide in der Leberzelle nach fettreicher Ernährung zu erhalten, wurde die quantitative Verteilung der wichtigsten Lipidklassen auf verschiedene Leberzellfraktionen bestimmt.

Material und Methodik

Männliche Wistar-Ratten[1] in Gruppenhaltung erhielten ab 6. Lebenswoche 3% Fett (Kontrollgruppe) bzw. 50% Fett enthaltendes Futter und Wasser ad libitum. Die genaue Futterzusammensetzung, die Körpergewichtsentwicklung sowie die Körperzusammensetzung in Abhängigkeit von den Diäten wurde bereits an anderer Stelle beschrieben [2, 3]. Die Tiere wurden im Alter von 12 Wochen untersucht. Da einige der fettarm ernährten Tiere eine relativ starke Körpergewichtsentwicklung zeigten, sowie umgekehrt nicht alle fettreich ernährten Tiere den erwarteten stärkeren Körpergewichtsanstieg aufwiesen (s. a. [3]), wurde bei Versuchsbeginn eine Selektion des Tiermaterials in der Weise vorgenommen, daß diese Tiere in beiden Fällen nicht in die Untersuchung einbezogen wurden.
Unter Äthernarkose wurde die Leber mit gekühlter 0,25 M Saccharose-Lösung über die Vena portae perfundiert und entnommen. Leberproben wurden in ein tariertes Gefäß mit kalter (0—4 °C) Saccharose-Lösung eingewogen und im Verhältnis 1:9 (w/v) mit Hilfe eines Homogenisators mit Teflon-Pistill unter konstanten Bedingungen homogenisiert. Die subzelluläre Fraktionierung erfolgte durch Differentialzentrifugation nach DE DUVE in Anlehnung an Angaben von HAUDE und GOETZE [4] unter Verwendung der Kühlzentrifuge K 70 und der Ultrazentrifuge VAC 601. Es wurden folgende Fraktionen isoliert:
Kern- (+ Zelltrümmer-) Fraktion bei $400 \times g$, 6 min, Rehomogenisation des Pellets und Rezentrifugation, Vereinigung der Überstände;
Mitochondrien-Fraktion bei $17000 \times g$, 10 min, Resuspension des Pellets und Rezentrifugation, Vereinigung der Überstände;
Mikrosomen-Fraktion bei $105000 \times g$, 60 min;
$105000 \times g$ — Überstand.
Die Reinheitsprüfung erfolgte mittels elektronenmikroskopischer Untersuchungen der Mitochondrien- und Mikrosomenfraktionen[2]. Dabei konnten ein sehr hoher Reinheitsgrad der Mitochondrien (Fehlen von Kernen, kaum mikrosomale Beimengungen) sowie das Fehlen von intakten Mitochondrien in der Mikrosomenfraktion eindeutig demonstriert werden.
Die Partikelfraktionen wurden mit geringen Wassermengen in Glashomogenisatoren nach Potter-Elvehjem überführt, in Chloroform/Methanol (1:1) homogenisiert und mit Chloroform/Methanol (2:1) nach FOLCH et al. [5] extrahiert und gereinigt. Nach Einengung der Extrakte bis zur Trockne wurden die Lipide in Chloroform aufgenommen und auf ein definiertes Volumen gebracht. Die $105000 \times g$-Überstände wurden schnell eingefroren, lyophilisiert und ebenfalls, wie oben angegeben, aufgearbeitet. Die quantitative Lipidanalyse erfolgte in der früher beschriebenen Weise [1]. Für die Berechnung der Triglyzeridwerte wurde die relative Molmasse von 891,43, für die der Cholesterylester von 625,04 zugrunde gelegt.
Zur Prüfung auf Mittelwertunterschiede zwischen Kontroll- und Fettsuchttieren wurde der t-Test nach Student angewendet. Als signifikant wurden Stichprobenunterschiede bei einer Irrtumswahrscheinlichkeit von $\alpha \leqq 5\%$ angesehen.

[1] Für die Überlassung des Tiermaterials danken wir Herrn Prof. Dr. HARTMANN und Mitarbeitern, Institut für Physiologische Chemie der Ernst-Moritz-Arndt-Universität Greifswald.

[2] Für die Durchführung der elektronenmikroskopischen Untersuchungen sind wir Herrn Dr. BÄRENWALD, Pathologisches Institut der Ernst-Moritz-Arndt-Universität Greifswald, zu Dank verpflichtet.

Ergebnisse

Die mit fettreichem Futter ernährten Ratten hatten zum Untersuchungszeitpunkt ein um 30% höheres Körpergewicht sowie ein um 20% höheres Lebergewicht als die fettarm ernährten Tiere erreicht (Tab. 1).
Die Ergebnisse der Lipidphosphor- und Triglyzerid-Bestimmungen in der Gesamtleber und den untersuchten subzellulären Fraktionen sind in Tab. 2 aufgeführt.

Tabelle 1
Körper- und Lebergewichte (Mittelwerte und Standardabweichungen) männlicher Wistar-Ratten in der 12. Lebenswoche nach 6wöchiger Fütterung von fettarmem (K) bzw. fettreichem (F) Futter ad libitum

Tiergruppe	Körpergewicht (g)	Lebergewicht (g Frischgewicht)
K (n = 5)	267 ± 12	11,2 ± 1,75
F (n = 5)	340 ± 14	13,5 ± 1,09
$\alpha \leqq$	0,1%	5%

Tabelle 2
Lipidphosphor- und Triglyzerid-Konzentrationen (Mittelwerte und Standardabweichungen) in Gesamtleber und Leberzellfraktionen von Wistar-Ratten nach 6wöchiger Fütterung fettarmer (K) und fettreicher (F) Diät (μMol/g Leber Frischgewichte)

	Lipidphosphor		Triglyzeride	
	K	F	K	F
Gesamtleber	43,9 ± 2,26	46,1 ± 4,52	15,3 ± 5,95	47,1 ± 8,92**
Kerne	4,29 ± 0,47	4,52 ± 0,90	1,32 ± 0,651	4,66 ± 0,673**
Mitochondrien	19,7 ± 0,942	18,5 ± 1,55	2,56 ± 0 976	5,60 ± 0,729**
Mikrosomen	16,8 ± 1,59	16,7 ± 2,32	1,75 ± 0,168	2,14 ± 0,325*
Überstand	0,948 ± 0,306	2,55 ± 0,435**	7,10 ± 2,78	28,3 ± 4,73**

* $\alpha \leqq 5\%$; ** $\alpha \leqq 0{,}1\%$; Anzahl der Tiere n = 5

Sowohl der Lipidphosphorgehalt in der Gesamtleber als auch die Konzentration in den Partikelfraktionen lassen keine signifikanten Unterschiede zwischen den fettreich und den fettarm ernährten Tieren erkennen, lediglich im zytosolischen Überstand weisen die Fettsuchttiere höhere Werte auf. Demgegenüber sind die durch Fettfütterung bedingten Veränderungen der Triglyzerid-Konzentrationen auffallend. Die Konzentration in der Gesamtleber der untersuchten fettsüchtigen Tiere beträgt das 3fache der Kontrollen. In allen Fraktionen mit Ausnahme der Mikrosomenfraktion ist ebenfalls ein mehrfacher Anstieg bei den fettreich ernährten Tieren zu verzeichnen, der im 105 000 × *g*-Überstand am ausgeprägtesten ist.
Die Konzentration an freiem Cholesterol betreffend (Tab. 3) ergeben sich bei wenig höherem Wert für die Gesamtleber der Fettsuchttiere in den Kern-, Mitochondrien- und Mikrosomenfraktionen keine signifikanten Unterschiede zwischen Kontrollen und Fettsuchttieren, jedoch ist die Konzentration im

zytosolischen Überstand der Fettsuchttiere verdoppelt. Im Gegensatz dazu sind die Cholesterylester-Konzentrationen — in ähnlicher Weise wie die Triglyzeride — in allen Leberzellfraktionen der fettreich gefütterten Tiere stark erhöht. Bei einem Anstieg in der Gesamtleber auf das 6fache der Kontrollgruppe betragen die Werte in den Fraktionen das 2,5- bis 8fache, wobei letzteres wiederum für den zytosolischen Überstand zutrifft.

Bei der Betrachtung der prozentualen Anteile der gemessenen Lipide in den einzelnen Zellfraktionen (Tab. 4) wird deutlich, daß jeweils ca. 40% des Lipidphosphors in der Mitochondrien- und Mikrosomenfraktion gefunden wurden; der größte Teil des freien Cholesterols (50%) befindet sich in der Mikrosomenfraktion und je 15—25% stammen aus der Kern- und Mitochondrienfraktion. Die Konzentrationen im zytosolischen Überstand liegen unter 10%. Anders dagegen gestaltet sich das Bild für die Cholesterylester und Triglyzeride; den größten Anteil der beiden Lipidklassen weist der 105000 × *g*-Überstand auf, während die Anteile in den Partikelfraktionen jeweils zwischen 5 und 20% liegen.

Tendenzen zu Veränderungen der Verteilung, bedingt durch die fettreiche Ernährung, sind besonders in der Überstandsfraktion zu erkennen, in der bei den fettsüchtigen Tieren eine Anreicherung für alle untersuchten Lipidklassen zustande kommt. Demgegenüber ist bei den Fettsuchttieren eine fallende Tendenz der Lipidanteile in der Mitochondrienfraktion mit Ausnahme des freien Choleste-

Tabelle 3

Cholesterol- und Cholesterylester-Konzentrationen (Mittelwerte und Standardabweichungen) in Gesamtleber und Leberzellfraktionen von Wistar-Ratten nach 6wöchiger Fütterung fettarmer (K) und fettreicher (F) Diät (μMol/g Leber Frischgewicht)

	Freies Cholesterol		Cholesterylester	
	K	F	K	F
Gesamtleber	3,67 ± 0,388	4,84 ± 0,414*	1,38 ± 0,224	8,22 ± 4,05**
Kerne	0,649 ± 0,084	0,670 ± 0,117	0,138 ± 0,074	0,811 ± 0,160***
Mitochondrien	0,698 ± 0,196	1,16 ± 0,466	0,243 ± 0,062	0,963 ± 0,344**
Mikrosomen	2,25 ± 0,233	2,36 ± 0,259	0,162 ± 0,053	0,386 ± 0,090**
Überstand	0,201 ± 0,045	0,416 ± 0,065***	0,619 ± 0,226	5,14 ± 2,82**

* $\alpha = 5\%$; ** $\alpha \leqq 1\%$; *** $\alpha \leqq 0{,}1\%$; Anzahl der Tiere n = 5

Tabelle 4

Verteilung der Lipide (Mol%) in den untersuchten Leberzellfraktionen von Wistar-Ratten nach 6wöchiger Fütterung fettarmer (K) und fettreicher (F) Diät

	Lipidphosphor		Freies Cholesterol		Cholesterylester		Triglyzeride	
	K	F	K	F	K	F	K	F
Kerne	10	11	17	15	12	11	10	11
Mitochondrien	47	44	18	25	21	13	20	14
Mikrosomen	40	39	59	51	14	5,3	14	5,3
Überstand	2,3	6,0	5,3	9,0	53	71	56	70

rols (Anstieg) sowie in der Mikrosomenfraktion mit Ausnahme des Lipidphosphors (Anteile gleich) zu erkennen.

Diskussion

Die starke Lipidanreicherung, insbesondere der Triglyzeride (TG) und Cholesterylester (CE), in der Leber der fettreich ernährten Ratten veranlaßte uns, die Lokalisation der Lipide in der Leberzelle, d. h. ihre Verteilung in den klassischen Leberzellfraktionen quantitativ zu untersuchen. Obwohl in der Literatur eine Fülle von Daten über die Lipidzusammensetzung in subzellulären Organellen existiert und dabei die Lipidzusammensetzung in der Rattenleber wohl am häufigsten untersucht worden ist, sind Studien ähnlich den von uns gewählten Versuchsbedingungen (fettreiche Ernährung) nach unserer Kenntnis kaum durchgeführt worden. Ein Vergleich mit den in der Literatur vorhandenen Angaben wird oft dadurch erschwert, daß unterschiedliches Tiermaterial, unterschiedliche Methoden zur Isolierung der Zellorganellen und zur Lipidbestimmung (Cholesterol meist nur als Gesamtcholesterol bestimmt) sowie verschiedene Bezugssysteme verwendet worden sind.
Bezüglich der Lipidphosphor-Konzentrationen der Kontrolltiere wurde eine gute Übereinstimmung unserer Ergebnisse in den jeweils untersuchten Zellfraktionen mit Angaben von McFarlane et al. [6], Collins und Shotlander [7] sowie Haude und Goetze [4] gefunden. Demgegenüber geben Getz et al. [8] bei übereinstimmenden Konzentrationen für die Mikrosomenfraktion um zwei Drittel niedrigere Werte für die Mitochondrienfraktion und dreifach höhere Werte für den zytosolischen Überstand an (Kernfraktion wurde nicht untersucht). Für Kernfraktionen mitgeteilte Phospholipid-Konzentrationen variieren in verschiedenen Literaturangaben stark in Abhängigkeit von der Isolierungsmethode und dem damit verbundenen Grad von Verunreinigungen durch unaufgeschlossene Zellen, Erythrozyten und Bestandteile anderer subzellulärer Fraktionen, sowie von dem Ausmaß der Gewinnung einer reinen Kernfraktion [9, 7, 10, 11].
Nach fettreicher Ernährung sind bei den von uns verwendeten Tieren mit Ausnahme der Überstandsfraktion keine signifikanten Unterschiede der Lipidphosphor-Konzentrationen in den einzelnen Zellfraktionen nachweisbar. Der Anstieg des Lipidphosphors in der Überstandsfraktion auf 250% im Vergleich zu den Kontrolltieren schlägt sich auf Grund der in dieser Fraktion relativ kleinen absoluten Menge an Lipidphosphor nicht in der Bestimmung des Gesamtlipidphosphors nieder. Eine Erklärung für diese Vermehrung in der Überstandsfraktion kann nicht ohne weiteres gegeben werden. Methodisch wäre daran zu denken, daß bei der Fraktionierung der Fettlebern unter gleichen Bedingungen wie bei der Normalleber möglicherweise die Sedimentationen etwas verändert werden, d. h., es könnte ein Teil der wesentlich phospholipidreicheren Mikrosomenfraktion nunmehr in der Überstandsfraktion auftreten. Abgesehen davon, daß dies unwahrscheinlich ist, weist das Ergebnis der Mikrosomenfraktion aus den Fettlebern überhaupt kein Defizit gegenüber der Mikrosomenfraktion der Normalleber auf, sondern die Phospholipidgehalte stimmen in beiden Gruppen überein. Es könnte vermutet werden, daß mit der umfangreichen Herausbildung von Lipidtröpfchen im Zytosol für die Deponierung der massiv akkumulierten TG

und CE in dieser Fraktion auch die Einbeziehung von Phospholipidmolekülen stattfindet, vielleicht sogar notwendig ist. Grob berechnet werden auf den Zuwachs von 25 μMol Triglyzeriden und Cholesterylestern/g Leber etwa 1,5 μMol Phospholipide zur Deponierung benötigt werden.

Die Hauptmenge der TG (mehr als 50%) wurde bei den von uns verwendeten Kontrolltieren erwartungsgemäß im zytosolischen Überstand nachgewiesen. Bekanntlich werden TG in der Zelle vorrangig nicht an subzelluläre Partikeln gebunden, sondern in Form von Lipidtröpfchen im Zytosol gespeichert. Bemerkenswerte TG-Konzentrationen wurden jedoch auch in den Sedimentfraktionen gefunden. Von Colbeau et al. [12] mitgeteilte Werte sind für die Mitochondrienfraktion mit denen unserer Kontrolltiere vergleichbar, wohingegen jene für die Mikrosomenfraktion noch höher liegen (Werte für sonstige subzelluläre Fraktionen und Gesamtleber nicht angegeben). Die nach mehrwöchiger fettreicher Ernährung in der Leber akkumulierten TG sind vor allem im Überstand nachweisbar; der Anteil dieser Fraktion an den Gesamtleber-TG wird von 56 auf 69% erhöht. Darüber hinaus findet aber auch in den Partikelfraktionen ein z. T. mehrfacher Anstieg der TG-Konzentrationen statt. Es muß somit angenommen werden, daß Lipide aus der Nahrung neben oder nach Akkumulation im Zytoplasma auch verstärkt in subzelluläre Organellen transportiert und wahrscheinlich auch zum großen Teil in Membranstrukturen eingebunden worden sind.

Die von uns ermittelten Konzentrationen an freiem Cholesterol (FC) für die Kontrolltiere stimmen relativ gut mit den Ergebnissen von Schotz et al. [13] überein, jedoch liegen deren Werte für die CE sowohl für die Gesamtleber als auch für die einzelnen Zellfraktionen erheblich niedriger. Bezogen auf das Gesamtcholesterol wurde weiterhin eine gute Übereinstimmung mit Spiro und McKibbin [14] (Ausnahme: deren Werte für Mitochondrien höher) gefunden. Erheblich niedrigere Gesamtcholesterol-Konzentrationen in der Mikrosomenfraktion werden von McFarlane et al. [6] angegeben. Das molare Cholesterol/Phospholipid-Verhältnis, das von besonderer Bedeutung für die Eigenschaften der Membranen ist, kann für die Kontrolltiere mit Angaben anderer Autoren verglichen werden [12, 15]. Die von uns untersuchten Partikelfraktionen enthalten mehr als 90% des unveresterten Zellcholesterols, wobei die Mikrosomenfraktion den größten Anteil stellt. Dies war zu erwarten, da dem FC in der Zelle bekanntlich eine wichtige strukturelle und funktionelle Bedeutung in subzellulären Membranen zukommt. Nach fettreicher Ernährung sind bei unseren Tieren signifikante Konzentrationsänderungen des FC in den Sedimentfraktionen nicht aufgetreten, lediglich im Überstand kommt es zu einer Verdopplung der Konzentration. Möglicherweise stehen diese Befunde im Zusammenhang mit einem schnellen Austausch von FC innerhalb der Zelle. Ein schneller Transport markierten exogenen Cholesterols in die Leberzelle und Wiederfindung in zahlreichen Zellfraktionen [12], im Zytosol und im Chromatin [16] konnte nachgewiesen werden, wobei die höchste Aktivität im Zytosol in Verbindung mit einem Protein gefunden wurde, von dem man annimmt, daß es am intrazellulären Cholesteroltransport beteiligt ist. Im Zusammenhang damit kann der von uns geführte Nachweis gesehen werden, daß bei fettreicher Ernährung der Tiere ein höherer Transport von exogenem Cholesterol zur Leber stattfindet [17]. Obwohl dabei festgestellt wurde, daß letztlich das vermehrt zugeführte Cholesterol fast ausschließlich in der CE-Fraktion der Leber auftritt, so müssen doch Pools des FC zumindest durchlaufen werden. Konzentrationsveränderungen des FC als Ausdruck einer Pool-Vergrößerung wurden bei den vorhergehenden Untersuchungen nicht nachgewiesen, im vorliegenden Experiment traten sie jedoch bei der Bestimmung des FC in der Gesamtleber mit einem Zuwachs von ca. 30% auf, was offensichtlich wenigstens teilweise auf eine Vermehrung des Cholesterols in der Überstandsfraktion der fettreich ernährten Tiere zurückzuführen ist. Andererseits wäre es nicht ausgeschlossen, daß in Analogie zu den Phospholipiden (s. o.) auch kleine Mengen des Cholesterols in zytosolischen Fetttröpfchen gebunden werden. Im übrigen wurde nach cholesterolreicher Fütterung von Ratten ebenfalls ein Anstieg des FC im Leberhomogenat beobachtet, der ausschließlich auf eine Vermehrung des FC im Zytosol zurückzuführen war [13].

Im Gegensatz zum unveresterten Cholesterol sind die CE nach Fettfütterung in allen untersuchten Fraktionen mehrfach erhöht. Besonders markant ist die 7fache Anreicherung in der Überstandsfraktion, die — wie bereits die TG betreffend — auch die Hauptmenge der CE im Vergleich zu den Sedimentfraktionen enthält. Die Cholesterylester stellen in der Zelle mit ihrer vergleichsweise geringeren Polarität und ihrem größeren Molekulargewicht in erster Linie eine Speicherform des freien Cholesterols dar [18]. So tendieren sie analog den TG zur Bildung von Lipidtröpfchen [19] in den Hepatozyten, was nach Aufschluß der Zellen ihr gemeinsames Auftreten als flotierende Fettschicht im zytosolischen Überstand erklärt. Der hohe Gehalt an CE und TG im Überstand ist möglicherweise noch darauf zurückzuführen, daß außer den Lipidtröpfchen auch mit Lipiden angefüllte Lysosomen nach Zellaufschluß und Differentialzentrifugation in den zytosolischen Überstand gelangen. Brotherus und Renkonen [20] konnten an aufgetrennten kultivierten Fibroblastenzellen morphologisch und enzymatisch nachweisen, daß die durch Differentialzentrifugation gewonnene flotierende Fettschicht des zytosolischen Überstandes zum großen Teil aus sekundären Lysosomen besteht. Möglicherweise gelangen Lysosomen in Abhängigkeit von ihrem Lipidgehalt und ihrer Dichte auch in andere Zellfraktionen und bestimmen vor allem bei den von uns verwendeten fettreich ernährten Tieren auch deren Lipidkonzentrationen mit.

Bei einer globalen Betrachtung der Ergebnisse soll herausgestellt werden, daß zwar die Masse der akkumulierten Triglyzeride und Cholesterylester in der Überstandsfraktion, d. h. im Zytosol der Leberzellen, wiederzufinden ist, aber gleichzeitig auch alle anderen Zellfraktionen an der Deponierung beider Lipide beteiligt sind. Gegenüber den Normalwerten in den Sedimentfraktionen treten 2- bis 5fach vermehrte Gehalte an Triglyzeriden und Cholesterylestern auf. Für beide Lipidklassen gilt, daß die relative Vermehrung besonders in der Kern- und Mitochondrienfraktion ausgeprägt ist. Es muß auch hervorgehoben werden, daß in den beiden letztgenannten Zellfraktionen vor allem die CE im Vergleich zu den TG vermehrt gefunden werden. Es ist unwahrscheinlich, daß diese Erscheinungen etwa durch veränderte Fraktionierungsbedingungen bei den Fettlebern zustandekommen, weil die Bestimmung der Phospholipide und des freien Cholesterols in den Sedimentfraktionen der Fett- und Normallebern keine Unterschiede aufweist. Es bleibt zunächst offen, in welcher Form die überschüssigen TG und CE in die Sedimentfraktionen eingebaut werden, d. h. ob auch hier beispielsweise die Möglichkeit wie im Zytosol besteht, abgegrenzte Fetttröpfchen herauszubilden.

Bei Übertragung der Ergebnisse auf die Humanpathologie entsteht zunächst die Frage, inwieweit nicht auch bei der menschlichen Fettsucht neben den vorrangig angenommenen und nachgewiesenen Triglyzerid-Akkumulationen als Grundlage einer makroskopisch sichtbaren und nachweisbaren Fettleber unter bestimmten ätiologischen Bedingungen Cholesterylester-Akkumulationen auftreten. Unseres Wissens gibt es nur wenige Untersuchungen an der menschlichen Leber, bei denen vor allem starke Triglyzerid-Anreicherungen [21, 22], beim Gesamtcholesterol jedoch keine Veränderungen [23] oder im Vergleich zu den TG nur geringe Konzentrationserhöhungen [21] beobachtet wurden. Was tierexperimentelle Leberverfettungen verschiedener Ätiologie anbelangt, so ist das Cholesterol durchaus nicht häufig oder gar regelmäßig beteiligt, wie beispielsweise aus Untersuchungen bei proteinfreier Ernährung [24], mehrtägigem Hungern [24, 25], Alloxan-Diabetes [26] und Ganzkörper-Röntgenbestrahlung [27] hervorgeht. Eigene, noch nicht veröffentlichte Experimente lassen erkennen, daß die bei Hochfettdiät auftretende massive Cholesterylester-Akkumulation vermutlich allein auf eine gesteigerte Zufuhr exogenen Cholesterols zurückzuführen ist. Bei einer Mastfettsucht des Menschen durch gleichfalls relativ fettreiche Ernährung könnten ähnliche Bedingungen geschaffen werden, falls nicht durch die bei Adipösen nachgewiesene Steigerung der Cholesterolsekretion über die Galle [28], welche auch im Zusammenhang mit dem bei Fettsucht gehäuft auftretenden Gallensteinleiden zu sehen ist, der Akkumulation von Cholesterol in der Leber weitgehend vorgebeugt wird. Bei Patienten mit Gallensteinen ohne ausgewiesene Fettsucht konnte lediglich ein Anstieg des Gesamtcholesterols in der Leber um 56% gefunden werden [29], was in keinem Verhältnis zu den in unseren Versuchen festgestellten Veränderungen steht. Dabei sind im übrigen Beobachtungen an menschlichen Leberpunktaten von Bedeutung, nach denen die Leber möglicherweise nur eine geringe Kapazität zur Veresterung besitzt [30]. Untersuchungen zur Aktivität der Azyl-CoA-Cholesterol-Azyl-Transferase in mikrosomalen Präparationen von Lebern verschiedener Spezies zeigten außerdem, daß die Ratte mit Abstand die größte und der Mensch eine mit der gegebenen Methode nicht nachweisbare Aktivität besaß [31]. Demnach wäre der Mensch vielleicht nur in sehr geringem Maße zur Cholesterylester-Speicherung in der Leber befähigt; allerdings bedarf eine solche Aussage sicher weiterer experimenteller Grundlagen. Außerdem weisen unsere Untersuchungen darauf hin, daß vielleicht auch bei der menschlichen Fettleber die Zellorganellen an der Akkumulation der TG und CE beteiligt werden. Im Gegensatz zum Zytosol scheint es hierbei eher möglich, daß funktionelle Störungen auftreten. Für die stark betroffenen Mitochondrien und Zellkerne wären beispielsweise Beeinträchtigungen von Transportvorgängen durchaus denkbar. Ergebnisse aus einer genaueren Untersuchung dieser Zusammenhänge stehen noch aus.

Für zuverlässige technische Assistenz danken wir Frau U. Prestin und Frau M. Andrae.

Literatur

[1] VÖLCKER, C.-E., D. STAUSKE u. W. HAUDE: Acta biol. med. germ. **35**, 183 (1976)
[2] HARTMANN, K., CHR. VOSS u. N. HARTMANN: Nahrung **22**, 797 (1978)
[3] HARTMANN, K., CHR. VOSS, G. HÜBNER u. N. HARTMANN: Nahrung **25**, 845 (1981)
[4] HAUDE, W. u. E. GOETZE: Acta biol. med. germ. **19**, 1 (1967)
[5] FOLCH, J., M. LESS u. G. H. SLOANE-STANLEY: J. biol. Chem. **226**, 497 (1957)
[6] MCFARLANE, M. G., G. M. GRAY u. L. W. WHEELDON: Biochem. J. **77**, 626 (1960)
[7] COLLINS, F. D. u. V. L. SHOTLANDER: Biochem. J. **79**, 321 (1961)
[8] GETZ, G. S., W. BARTLEY, D. LURIE u. B. M. NOTTON: Biochim. biophys. Acta **152**, 325 (1968)
[9] CHAUVEAU, J., Y. MOULÉ u. CH. ROUILLER: Exptl Cell Res. **11**, 317 (1956)
[10] REES, K. R., u. G. F. ROWLAND: Biochem. J. **78**, 89 (1961)
[11] GURR, M. I., J. B. FINEAN u. J. N. HAWTHORNE: Biochim. biophys. Acta **70**, 406 (1963)
[12] COLBEAU, A., J. NACHBAUR u. P. M. VIGNAIS: Biochim. biophys. Acta **249**, 462 (1971)
[13] SCHOTZ, M. C., L. I. RICE u. R. B. ALFIN-SLATER: J. biol. Chem. **204**, 19 (1953)
[14] SPIRO, M. J. u. J. M. MCKIBBIN: J. biol. Chem. **219**, 643 (1956)
[15] FEO, F., R. A. CANUTO, R. GARCEA u. L. GABRIEL: Biochim. biophys. Acta **413**, 116 (1975)
[16] ERICKSON, S. K., A. M. DAVISON u. R. G. GOULD: Biochim. biophys. Acta **409**, 59 (1975)
[17] STAUSKE, D., C.-E. VÖLCKER u. W. HAUDE: in Vorbereitung
[18] NORUM, K. R.: Scand. J. clin. Lab. Invest. **33**, Suppl. 137, 7 (1974)
[19] MORIN, R. J.: Biochim. biophys. Acta **296**, 203 (1973)
[20] BROTHERUS, J., u. O. RENKONEN: J. Lipid Res. **18**, 191 (1977)
[21] KREMER, G. J., F. K. KÖSSLING, H. J. LANGE u. N. VICTOR: Dt. med. Wschr. **94**, 163 (1969)
[22] IRSIGLER, K., u. I. HRABAL: Klin. Wschr. **46**, 432 (1968)
[23] BERG, G.: Klin. Wschr. **45**, 1084 (1967)
[24] MALBERG, K., u. L. WINKLER: Acta biol. med. germ. **17**, 567 (1966)
[25] ARVIDSON, G.: VI. International Congress on Biochemistry, New York 1964. Abstrats VIII, 563
[26] FRANKE, H., E. GOETZE, W. HAUDE u. L. WINKLER: Acta biol. med. germ. **12**, 304 (1964)
[27] HAUDE, W., F. MOHR, D. HARTMANN u. E. GOETZE: Acta biol. med. germ. **22**, 259 (1969)
[28] BENNION, L. J., u. S. M. GRUNDY: J. clin. Invest. **56**, 996 (1975)
[29] SALAN, G., G. NICOLAU, S. SHEFER u. E. H. MOSBACH: Gastroenterology **69**, 676 (1975)
[30] OETTE, K.: Klin. Wschr. **52**, 956 (1974)
[31] STOKKE, K. T.: Atherosclerosis **19**, 393 (1974)

Summary

D. STAUSKE and W. HAUDE: Lipid concentrations in liver cell fractions of the rat with food-induced obesity

The changes of lipid parameters induced in male Wistar rats by feeding a high-fat diet for several weeks were studied in cell fractions of the liver. For this purpose subcellular fractionations of liver tissue from 12-week-old animals receiving food containing, respectively, 3% fat (controls) and 50% fat, were performed by means of differential centrifugation, and the lipids in the cell fractions were determined quantitatively.
The levels of triglycerides and cholesteryl esters both in total liver and in the cell fractions had risen several fold against the controls. Most of the accumulated lipids were retrieved in the cytosolic supernatant. In contrast, for the phospholipids and the free cholesterol only a slight increase in free cholesterol was observed in total liver, and increases of both lipids had occurred in the cytosolic supernatant, while the particulate fractions showed no alterations.

It is pointed out in the discussion that the accumulation of triglycerides and cholesteryl esters in the liver largely concerns the particulate fractions too (observed so far in the literature only for single particulate fractions), which might be of interest for the function of the cell nucleus, the mitochondria and the endoplasmatic reticulum. The increase of phospholipids and free cholesterol in the supernatant has to be considered not only as a passive process of deposition, but could represent necessary contributions to the building up of lipid droplets in the cytosol during deposition of triglycerides and cholesterol in this region of the cell. The studies confirm that the fatty degeneration of the liver, true, is always the result of triglyceride accumulation but that, under certain conditions, cholesterol is also enriched in the form of its esters.

Acta biol. med. germ., Band 41, Seite 675—687 (1982)

Institute of Pharmacology and Toxicology, Friedrich-Schiller University, 6900 Jena, GDR

Age course and inducibility of dimethylnitrosamine N-demethylation in rat liver

U. KLEEBERG and W. KLINGER

(Received November 4, 1980; in revised form February 3, 1982)

Summary

Dimethylnitrosamine (DMN)-N-demethylation by 10000 × *g* liver supernatant follows a typical Michaelis-Menten kinetics with one apparent K_m ($4.0 \cdot 10^{-4}$ M) and V_{max} (0.460 nmole/mg · min) of 30-day-old male rats.
The investigation of hepatic DMN-N-demethylation in dependence on age reveals maximum activities in 30- to 60-day-old male rats. The demethylating enzyme activity is inducible by phenobarbital (PB), not by 3-methylcholanthrene (3-MC). Pretreatment of animals with PB plus 3-MC resulted in reduced inducibility compared with PB-pretreatment alone. Probably this is not due to an inhibition of PB-induction by 3-MC, but effected by PB residues in the liver tissue and in the incubation mixture. The elimination rate of PB in young rats seems to be retarded if high doses of the inducers PB and 3-MC are administered simultaneously. Additionally changes in inducible cytochrome P-450 subspecies have to be considered.

Introduction

The nitrosamines as secondary carcinogens, among them dimethylnitrosamine, require microsomal metabolic activation to an electrophilic ultimate carcinogen before their carcinogenic actions on nucleophilic groups of cellular macromolecules can be exerted (for reviews see [1—3]).
Cytochrome P-450-dependent microsomal mixed-function oxidases activate these chemicals to carcinogenic and mutagenic forms [4—6]. The toxifying process goes via the methyl carbonium ion which is the reactive methylating agent for nucleic acids [7—10]. The microsomal enzyme is considered to be the primary controlling factor in the metabolism of DMN to toxic and carcinogenic products [11], and is located mainly in the liver. The nitrosamines produce cancer only in organs with metabolizing capability [12]. In the first step of DMN metabolism formaldehyde is released, which is used to measure the enzyme reaction rate. Highly sensitive and specific [13] methods have been elaborated for determining formaldehyde production in hepatocyte cultures [14]. They were applied for estimating enzyme kinetic parameters and for investigating the DMN-N-demethylation activities as a function of age in rat liver supernatant. Furthermore we were interested in the influence of typical inducers of cytochrome P-450 functions such as PB and 3-MC as the findings in the literature are controversial: both induction [4, 15—19] and inhibition phenomena [19—26] have been reported.

Abbreviations: DMN: dimethylnitrosamine; 3-MC: 3-methylcholanthrene; PB: phenobarbital, TCA: trichloroacetic acid

Material and methods

Animals and tissue preparation

Male Wistar rats of defined age of an Institute's own colony breed (Uje :WIST) were used [27]. The animals were allowed free access to standard diet and water.
The animals were sacrificed by decapitation and exsanguination between 8 and 9 a.m. The livers were quickly removed, weighed, and put into ice-cold 1.15% KCl solution, *p*H 7.4, in which the organs were homogenized (1 :3 = wt./vol.) by means of a glass-teflon Potter-Elvehjem homogenizer. The homogenate was centrifuged for 20 min at 10000 × *g* for obtaining the postmitochondrial supernatant fraction. In case of subcellular fractionation for studying the enzyme distribution, the supernatant was subjected to 105000 × *g* centrifugation for 60 min (two times) to obtain the microsomal pellet, which was resuspended in KCl solution. All the preparation steps were performed in an ice-bath or at 4 °C room temperature.

DMN-N-demethylase assay

Modifying the prescription as given by VENKATESAN et al. [28] we applied the following composition in a 1.0 ml incubation mixture for measuring the oxidative demethylation rate: 0.25 M phosphate buffer, *p*H 7.5, 5 mM $MgCl_2$, 0.5 mM NADP, 5 mM glucose-6-phosphate, in adequate cases 0.4 units glucose-6-phosphate dehydrogenase (EC 1.1.1.49, Boehringer/Mannheim), 6 mM semicarbazide, and 4 mM niacin. About 3.5 to 5 mg of protein were used. After a preincubation period of 3 min the reaction was started by addition of the substrate (0.01 up to 100 mM DMN; Schuchardt/Munich). During the incubation time of 15 min the mixtures were continuously shaken in a water bath at 37 °C. The reactions were stopped by addition of 0.1 ml of 75% trichloroacetic acid. After centrifugation, a 0.5 ml aliquot of the protein-free supernatant was mixed with the same volume of NASH reagent consisting of 4 M ammonium acetate, 0.1 M acetic acid, and 0.03 M redistilled acetyl acetone and formaldehyde was determined colorimetrically according to the Hantzsch reaction [29, 30]. Accordingly a procedure with improved sensitivity was elaborated, which is characterized by protein precipitation without remarkable dilution, careful colour development at 37 °C, and extraction and concentration of the coloured compound by n-amyl alcohol which was employed already by MCLEAN and DAY [31]. Thus we are able to detect few nmoles of formaldehyde (for details cf. [32]). Two different types of blank values were determined. Firstly, the protein precipitation was carried out before the incubation was started, whereas secondly the substrate DMN was replaced by an adequate volume of water. Additionally the absorbance effected by higher DMN concentrations was estimated for correction.
The enzyme activity determinations were carried out in triplicate for main values and in duplicate for blanks.
The protein determination was performed as described by LOWRY et al. [33] using bovine serum albumin as standard.

Results

Testing of the enzymatic procedure

The criteria of the reaction linearity with incubation time, protein concentration, and especially its dependence on substrate concentration were checked. The linearity with incubation time has been proved with different protein concentrations of postmitochondrial hepatic supernatant fractions derived from 33-day-old male rats as demonstrated in Figs 1 and 2.
In most of the following experiments an incubation time of 15 or 20 min was employed, and the protein concentration per ml assay mixture was adjusted to about 4 mg.
The typical enzyme kinetic behaviour as a function of substrate concentration is depicted in Fig. 3.

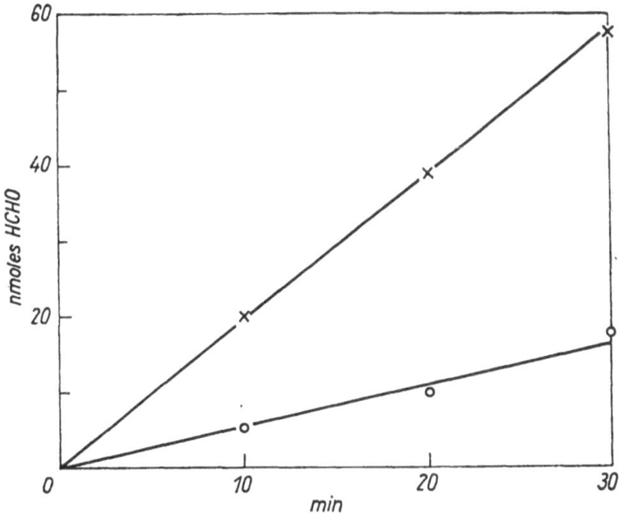

Fig. 1. Formaldehyde formation as a function of the incubation period. The means of triplicate determinations from one series with a protein concentration of 1.8 (○) and 6.1 (×) mg per ml of assay mixture are depicted.

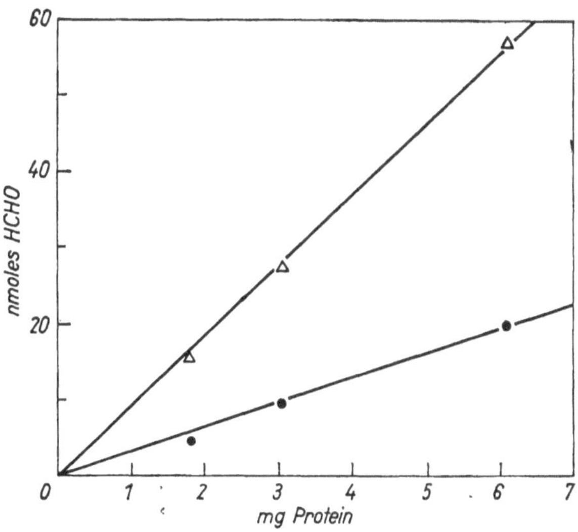

Fig. 2. Formaldehyde formation as a function of the protein concentration in the incubation mixture expressed as mg of protein per ml of assay mixture. Results after 10 (●) and 30 min (△) incubation time are shown

In three series of experiments with different substrate concentration ranges (1 to 100, 0.1 to 50, and 0.01 to 10 mM of DMN) the app. K_m values (5.2, 4.0, and $3.4 \cdot 10^{-4}$ M) and the V_{max} values (0.488, 0.457, and 0.454 nmoles per mg and min, respectively) differed only slightly. The data were obtained by incubating 3.5 up to 5 mg of hepatic supernatant fraction from 30-day-old male rats for a test period of 20 min at 37 °C.

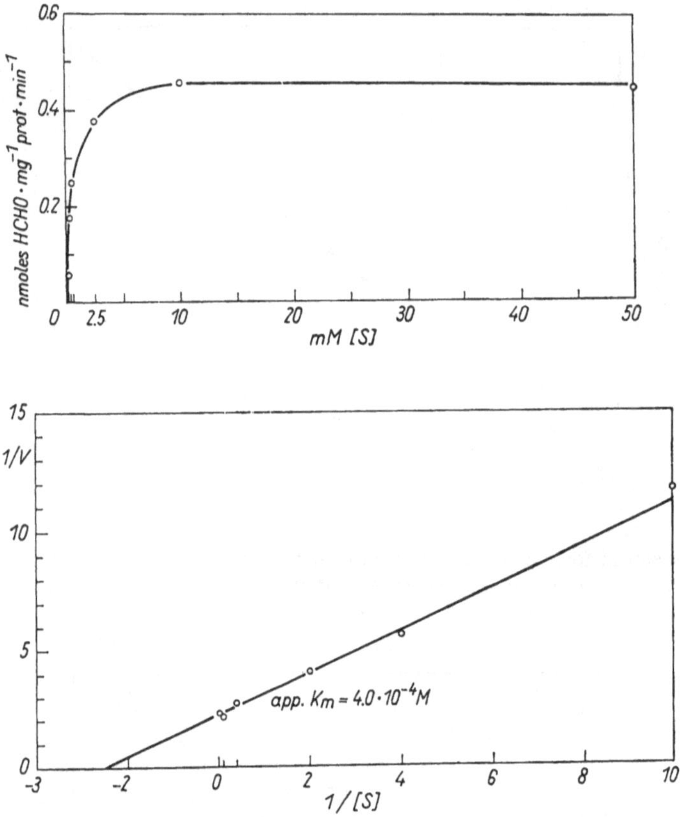

Fig. 3. Michaelis-Menten (top) and Lineweaver-Burk plots (bottom) of the N-demethylation rate of DMN by rat liver supernatant fraction. Substrate-free blanks and the absorbance by DMN itself were subtracted from the reaction values.

The estimation of appropriate blanks proved to be of primary importance. In the course of the investigations it became evident that it was essential for fitting actually a Michaelis-Menten-kinetic curve to use substrate-free blanks. They have been incubated in the same manner as the main values. But NASH-positive products were formed in spite of omitting DMN as substrate.

Especially at low substrate concentrations the measurements based on protein-denatured blanks rendered results wrongly elevated and misleading in calculating K_m-values. Therefore we determined the formaldehyde produced in complete incubation mixtures but without addition of any exogenous substrate in dependence on incubation time and protein concentration (see Fig. 4). The spectrophotometric absorbance curves of the coloured compounds formed in substrate-free blanks resembled those of samples incubated with 50 mM of DMN ($A_{max} = 411$ nm). In incubation mixtures with either heat-denaturated supernatant fraction, bovine serum albumin, or KCl solution instead of active supernatant fraction no production of NASH-positive material during the incubation could be observed. After PB-pretreatment the production of NASH-positive material

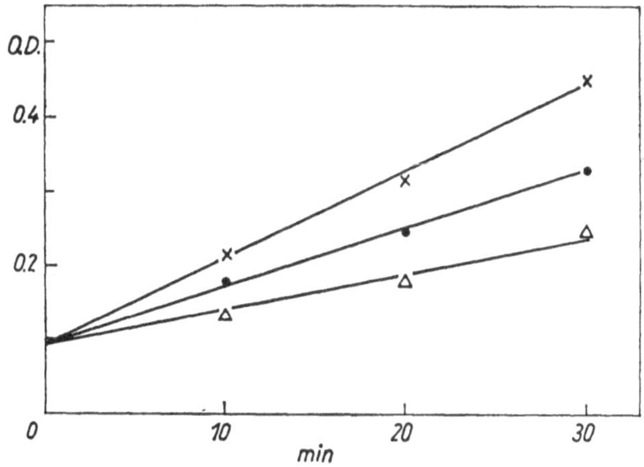

Fig. 4. NASH-positive absorbance of substrate-free blank values after different incubation periods.
The protein concentrations derived from pooled liver supernatants of 30-day-old male rats vary between 6.0 (×), 3.0 (●), and 1.8 (△) mg per ml of assay mixture. Each symbol represents the mean from triplicate determinations of one test series

rose proportionally in substrate-free blanks and in DMN-demethylating incubation mixtures.

Other possible experimental pitfalls could also be debilitated. As exposure of animals to ether inhibited DMN metabolism in vivo [16] and volatile anaesthetics such as ether and halothane interact with rat hepatic microsomal cytochrome P-450 [34, 35] we investigated the effect of ether in three groups of 25-day-old male rats. One of them was exposed to peroxide-containing ether, another to distilled ether, and animals of the third group were sacrificed without any exposure to the anaesthetic. All of them were killed by exsanguination after decapitation. The hepatic DMN-N-demethylation rates at 50 mM of DMN of the different experimental groups, however, were not significantly different. Furthermore, we could not confirm any limitation of the NADPH-regenerating system in our assay. This question was essential as phosphate and NADPH may inhibit the glucose-6-phosphate dehydrogenase activity [36] and we used to apply phosphate buffer. Therefore the DMN-demethylating activity was determined in parallel in 50 mM Tris buffer, *p*H 7.5. No difference between the DMN-N-demethylation rates in phosphate and Tris buffer could be established.

However, Tris buffer proved to be disadvantageous as it considerably raised the nonenzymatic blank of the NASH reaction. As to the subcellular distribution the main DMN-N-demethylating enzyme activity (about 94%) could be determined in the postmitochondrial supernatant fraction, that means chiefly in its microsomes.

Age-related development of hepatic supernatant DMN-N-demethylase activity

The age-course of DMN-N-demethylase activity in postmitochondrial supernatant is shown in Fig. 5. If two different types of blanks were considered in the calculation of the net reaction rates, substrate-free blanks resulted in relatively high blank values with rather low but specific activities. With usual blanks (protein of complete incubation mixtures was precipitated before incubation) there resulted nearly constant but evidently too low blanks and consequently higher activities. On the other hand the substrate-free blanks vary in a wide range with age due to an unspecific NASH-positive reaction with endogenous sources. The lowest blanks were observed at an age of 13 and 18 days. The highest blanks amounted to more than 50% of the absorbance of the main values. Thus we find maximum activity values in 33-day-old rats or even in 20-day-old rats, respectively. The activity in pregnant rats is always lower than in adult males. In fetuses only quite unspecific formaldehyde formation appears to exist.

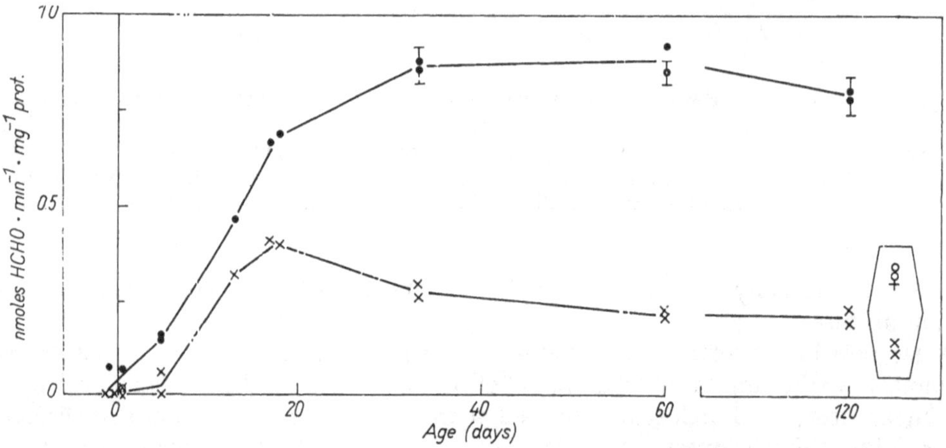

Fig. 5. Age-dependent development of DMN-N-demethylation activities in male rat liver supernatant.
The activities of the upper curve (●) are calculated on the basis of blanks precipitated with TCA before incubation, whereas the lower curve (×) shows activities after subtracting blank values completely incubated in the absence of DMN. One symbol shows the arithmetic mean (vertical bars represent the S.D.) of 3 to 6 animals, whose livers were pooled in one supernatant fraction. In the case of neonates, fetuses, and their dams (symbolized as insertion on the right of the age scale) at least 10, 15, and 2 livers were pooled, respectively.

Influence of the inducers phenobarbital and 3-methylcholanthrene on the hepatic DMN-N-demethylation rate in vitro

In all our experiments pretreatment with 3-MC alone had no significant effect on the N-demethylation of DMN. On the other hand, pretreatment with PB enhanced the enzyme activity about twofold. In combination 3-MC reduces the inducing effect mediated by PB as can be seen in Fig. 6 (details regarding the pretreatment procedure are given in the legend to Fig. 6). The liver and body weights of the animals from all groups are summarized in Table 1. As may be concluded from the change of the relative liver weight following the inducing pretreatment, there appears to exist an additive effect in liver enlargement mediated by the two different inducers. In younger animals, in which the pretreatment was started on the 12th day of life, the additive effects on the percentage of relative

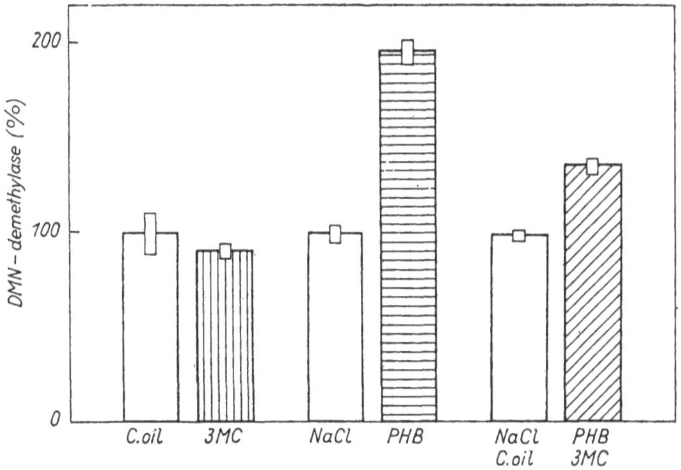

Fig. 6. Influence of the inducers PB and 3-MC as well as their combination on DMN-N-demethylase activity in postmitochondrial liver supernatant of 18-day-old male rats.

6 animals in each group were pretreated i.p. with 10 ml/kg b.wt. PB was given in daily doses of 60 mg/kg b.wt. for 3 days, and the animals were sacrificed 24 h after the last injection. 3-MC was given as a single injection of 100 mg/kg b.wt., 48 h before killing the animals. The percentages calculated from arithmetic means with S.D. of one of three series of experiments are demonstrated in relation to controls (= 100%) treated with the solvents only.

Table 1

Liver weight and liver/body weight relationship in 18-day-old male rats after pretreatment with the inducers PB and 3-MC. The pretreatment scheme is identical with that described in the legend to Fig. 6. Arithmetic means ± S. D. from 6 animals in each group are shown.

Pretreatment	Body weight (gram)	Rel. liver wt. (g/100 g b.wt.)	in % of the control
Controls	36.1 ± 2.8	3.7 ± 0.1	100
PB	37.6 ± 3.3	5.3 ± 0.2	143.2
3-MC	38.0 ± 1.7	5.2 ± 0.1	140.5
PB + 3-MC	38.9 ± 2.5	6.7 ± 0.4	181.1

Table 2

PB concentration in liver homogenate and serum of 15-day-old male rats after pretreatment with PB alone and in combination with 3-MC. For dosage cf. legend to Fig. 6. Arithmetic means ± S. D. are given. Each group consisted of six rats.
The determinations were carried out according to RICHTERICH [54].

	µg of PB per	
	ml Serum	g (w. wt.) Homogenate
PB	61.4 ± 5.4	46.5 ± 3.9
PB + 3-MC	77.0 ± 6.5	242.0 ± 19.4

liver weight were principally the same. Yet the narcotic action of PB seemed to be more pronounced, the normal growth rate somewhat reduced, and therefore the inducibility by PB seemed not to be optimal.

Unless considering much more complicated mechanisms in DMN-N-demethylating enzyme regulation, quite simple interfering facts in experimental design should not be overlooked. Therefore we measured the actual PB concentrations in liver homogenate and serum in the two experimental groups (cf. Table 2). Whereas only small differences are observed in serum levels, an about five-fold higher PB-concentration in liver from the group pretreated with the inducer combination 3-MC + PB was ascertained. Consequently an actual concentration ranging from 10^{-4} to 10^{-5} M of PB in the incubation from such young pretreated animals into the in vitro assay can be expected.

Discussion

The dialkylnitrosamine biological activation is thought to generate initially unstable monoalkylnitrosamines by the endoplasmic cytochrome P-450 system [4, 37]. But other authors gave evidence that the enzymatic biotransformation of DMN, followed by further decomposition to reactive diazoalkanes or carbonium ions and finally yielding formaldehyde and CO_2, is a multicomponent system and that the cytochrome P-450 system is not rate limiting [38, 39]. According to Lotlikar et al. [40, 41], however, the cytochrome P-450 dependence of DMN-N-demethylation appears to be confirmed once more because of its cytochrome P-450, NADPH-cytochrome c-reductase and phospholipid requirement for optimum demethylating activity.

Among the intracellular target sites affected by the carcinogen DMN or its alkylating metabolites are the protein synthesizing machinery [62], DNA [63, 64], and RNA synthesis [65]. Dialkylnitrosamines seem to have a high potential for being human carcinogens, as even human fetal tissue is able to activate them [66]. Rats could be protected from hepatotoxic effects of DMN [58] by feeding a protein-free diet.

Soluble proteins also seem to be necessary for maximal activity of the mixed-function oxidase system [42, 43]. We could confirm this during determining the distribution of DMN-N-demethylase activity in different cell fractions after centrifugation. In comparison with the activity in the $10000 \times g$ supernatant there was a considerable loss of demethylating activity in microsomes washed with KCl solution.

Our investigations on age dependent activity and inducibility by PB and 3-MC of DMN-N-demethylase are interpreted as cytochrome P-450 dependent demethylation as optical spectra characteristic of P-450-NO complexes were demonstrated by Saprin et al. [37] after incubation of dialkylnitrosamines with microsomes.

The age course of activity, the results of the induction experiments, and the contradictory reports in the literature must be discussed in the light of methodological findings. Influences of ether anaesthesia on cytochrome P-450-mediated DMN-demethylation and of high phosphate concentrations on glucose-6-phosphate dehydrogenase activity in the NADPH regenerating system could be denied. Methodological criticism should be focused firstly on the formaldehyde determination method and on its pitfalls. The application of appropriate blanks proved to be essential to produce reliable kinetic curves. Not only formation of formaldehyde from endogenous substrates, but also utilization by mitochondria, which can contaminate the $10000 \times g$ supernatant [55], and by supernatant aldehyde dehydrogenases inducible by PB [56] may impair a quantitative product analysis, if formaldehyde trapping by semicarbazide is not complete.

All measures which elevate the blank value, such as high colour-development temperature, Tris buffer or the presence of any protein during colour development [32, 59] should be considered carefully. Special concern must also be given to optimum substrate concentrations in the incubation mixture. In our assay system with hepatic supernatant from 30-day-old male rats it was not possible in any case to observe a bent kinetic curve with more than one kinetic constant at a substrate concentration range between 0.01 and 100 mM of DMN, whereas LAKE et al. [44] reported on three kinetic constants different in their magnitude and SIPES et al. [45] on even four distinct K_m values in control microsomes (cf. Table 3).

In some test systems relatively low substrate concentrations compared to the corresponding K_m were employed. Obviously inducers, administered in vivo, act as inhibitors on the in vitro determination of N-demethylation with low substrate concentrations [19, 21, 23, 25, 26, 67].

The multiplicity of cytochrome P-450 subspecies plays a decisive role for understanding the quantitative metabolism of a special substrate. The 3-MC-inducible subspecies is partly joined in the DMN-demethylation activity [46]. Multiple forms of DMN-demethylases with different terminal heme-protein oxidases have been suggested by GUTTENPLAN et al. [47]. A convincing argument was delivered by ARCOS et al. [19] describing a repressible DMN-demethylase I assayed with 4 mM substrate and an inducible DMN-demethylase II assayed between 35 and 250 mM substrate level.

But all of these factors varying in the experimental procedure between different investigators have to be taken into consideration when discussing contrasting experimental results: substrate concentration, protein content, incubation time, strain, age and sex of the animals and the pretreatment schedule with inducing compounds (dosage, time, tissue binding) with the possible resting amounts of the inducer, which will then compete with low substrate concentrations in the in vitro assay.

GUENTHNER and MANNERING [60] observed that 3-MC suppressed the PB-induction of NADPH-cytochrome c-reductase in neonatal rats. An unusual inducing response to piperonyl butoxide was communicated by FRIEDMAN and SANDERS [61]: up to 24 h following pretreatment they found a marked inhibition of DMN demethylase activity, but at 48 h the enzyme activity was stimulated. That could have some significance for interpreting our results of a reduced inducibility, if the two inducers PB and 3-MC are administered in combination.

According to our calculated PB-concentration of 10^{-4} to 10^{-5} M in the in vitro assay, an interference with substrate binding sites may be supposed. In former investigations we determined K_i values for the inhibition of amidopyrine-N-demethylation by PB [48]. The argument is further supported by the $K_s = 103$ μM for type I binding of PB, the more as 48 h after induction PB was bound non-

Table 3

Comparison of kinetic data (K_m, V_{max}) of the literature and effect of inducers as a function of the substrate concentrations (S) used for determining the dimethylnitrosamine-N-demethylase activity in vitro.

Abbreviations: AAN: aminoacetonitrile; Ac: acetone; AR: Aroclor 1254; BNF: β-naphthoflavone; BP: benzo(a)pyrene; C: control animals; CPZ: chlorpromazine; E: ethanol; Ind: indole; MC: 3-methylcholanthrene; PB: phenobarbital; PCB: polychlorinated biphenyls; PCN: pregnenolone-16-alpha-carbonitrile; Try: tryptophan; DMND I and II: repressible and inducible dimethylnitrosamine-demethylase isoenzymes.

K_m (mM)	V_{max}	S_{DMN} (mM)	Induction ⊕ Repression ⊖	References
0.22–0.35	24–40	0.5–5	AR	[21, 26]
	nmol/mg · h		⊖ AAN, MC, PCN, BNF	
			⊖ MC, PB	DMND I
		35–200 (50–250)	⊕ PCB, MC	DMND II [25]
0.34	0.9			[19]
87 (C)		0.5–200		
1.14 (AR)	2.4			
129.2	nmol/mg · h			
0.2–0.3		0–4	⊖ PB, MC	DMND I
44–51		50–200	⊕ PB	DMND II
40	6.6 nmol/mg · min	6.25–200 (100)	⊕ PCB	[4, 68]
0.32 (0.34)	0.88 (1.9)			[44]
1.5 (2.0)	1.8 (3.0)	0.5–100	⊕ PB, MC	[38]
35 (52)	4.8 (9.7)			
	nmol/mg · h			
0.2	2.4	0.1–5	⊕ Ac	
		5–50	⊖ AR	
1.7	3.5			
10	4.6	20–200	⊕ AR	[45]
40	5.4	50–200		
	nmol/mg · min			
0.4	5.4 nmol/mg · h	1	⊕ MC	[69]
	1.99 nmol/mg · h	1 and 5	⊕ PCB	[70]
1.4	0.54 nmol/mg · min	0.1–1 100	⊕ E	[71]
	36–48	4	BNF	
	nmol/mg · h		⊖ MC, BP PB, AR	DMND I
			⊕ Ind, Try	[72]
	83–116	200	⊕ AR, PB BNF, CPZ	DMND II

specifically with a $K_s = 0.2 - 6.4$ µM [49]. On the contrary 3-MC added in vitro had no effect on the demethylation rate of DMN [67].
On the one hand the simultaneous administration of PB and 3-MC in a submaximum inducer dose can cause nearly additive effects on cytochrome P-450 and N-demethylation as compared with single administration of both inducing agents ([57] and cf. liver enlargement in Table 1).
On the other hand HARADA and OMURA [75] recently reported the impressive observation obtained by immunoprecipitation that after administration of 3-MC to PB-treated rats a drastic decrease in P-450_{PB}-dependent oxidations is induced while the corresponding activities of P-450_{MC} increased rapidly. Oxidative N-demethylation of DMN appears not to be substantially supported by 3-MC-inducible cytochrome P-450 subspecies, however, PB-inducible cytochrome P-450 seems to play an essential role in demethylating DMN.
There is some evidence that 3-MC itself must be metabolized before its biological activity is exerted [50]. The 5-fold higher liver concentration of PB measured in rats after combined pretreatment with PB and 3-MC could be interpreted as an actual overloading of the hepatic metabolic capacity in these infantile animals by both inducers administered in high doses.
There is some incompatibility between acute cytotoxicity, long-term carcinogenicity, and the actual metabolic activity towards administered DMN [51]. The age course of hepatic DMN-N-demethylase activities resembles that of amidopyrine- and ethylmorphine-N-demethylation [52, 53].
Our kinetic investigations resulted in a single-enzyme kinetic of an homogeneous DMN-N-demethylating activity with one apparent K_m and V_{max} as it is described by other authors, too [4, 69, 71, 73, 74].

References

[1] MAGEE, P. N., and J. M. BARNES: Adv. Cancer Res. **10**, 163 (1967)
[2] HEIDELBERGER, CH.: A. Rev. Biochem. **44**, 79 (1975)
[3] MILLER, E. C.: Cancer Res. **38**, 1479 (1978)
[4] CZYGAN, P., H. GREIM, A. J. GARRO, F. HUTTERER, F. SCHAFFNER, H. POPPER, O. ROSENTHAL, and D. Y. COOPER: Cancer Res. **33**, 2983 (1973)
[5] GREIM, H., P. CZYGAN, A. J. GARRO, F. HUTTERER, F. SCHAFFNER, H. POPPER, O. ROSENTHAL, and D. Y. COOPER in: Cytochromes P-450 and b_5. D. Y. COOPER, O. ROSENTHAL, R. SNYDER, and C. WITMER (Eds). Plenum Press, New York and London 1975, p. 103
[6] MONTESANO, R., and H. BARTSCH: Mutat. Res. **32**, 179 (1976)
[7] LIJINSKY, W., J. LOO, and A. E. ROSS: Nature, Lond. **218**, 1174 (1968)
[8] DRUCKREY, H.: Xenobiotica **3**, 357 (1973)
[9] SCHOENTAL, R.: Br. J. Cancer **28**, 436 (1973)
[10] FAHMY, O. G., M. J. FAHMY, and M. WIESSLER: Biochem. Pharmac. **24**, 1145 (1975)
[11] MONTESANO, R., and P. N. MAGEE: Nature, Lond. **228**, 173 (1970)
[12] DRUCKREY, H., R. PREUSSMANN, S. IVANKOVIC, D. SCHMÄHL, J. AFKHAM, G. BLUM, H. D. MENNEL, M. MÜLLER, P. PETROPOULOS, and H. SCHNEIDER: Z. Krebsforsch. **69**, 103 (1967)
[13] CHRASTIL, J., and J. T. WILSON: Anal. Biochem. **63**, 202 (1975)
[14] KLEEBERG, U., G. NEUPERT, and W. KLINGER in: Industrial and Environmental Xenobiotics. J. R. FOUTS and I. GUT (Eds). Excerpta Medica 440, Amsterdam 1978, p. 267
[15] LAKE, B. G., C. E. HEADING, J. C. PHILLIPS, S. D. GANGOLLI, and A. G. LLOYD: Biochem. Soc. Transact. **2**, 882 (1974)

[16] PHILLIPS, J. C., C. E. HEADING, B. G. LAKE, S. D. GANGOLLI, and A. G. LLOYD: Food Cosmet. Toxic. **13**, 611 (1975)
[17] BARTSCH, H., C. MALAVEILLE, and R. MONTESANO: Chem.-biol. Interact. **10**, 377 (1975)
[18] COTTRELL, R. C., B. G. LAKE, J. C. PHILLIPS, and S. D. GANGOLLI: Biochem. Pharmac. **26**, 809 (1977)
[19] ARCOS, J. C., D. L. DAVIES, C. E. L. BROWN, and M. F. ARGUS: Z. Krebsfrosch. **89**, 181 (1977)
[20] HOCH-LIGETI, C., M. F. ARGUS, and J. C. ARCOS: J. natn. Cancer Inst. **40**, 535 (1968)
[21] VENKATESAN, N., M. F. ARGUS, and J. C. ARCOS: Cancer Res. **30**, 2556 (1970)
[22] SOMOGYI, A., A. H. CONNEY, R. KUNTZMAN, and B. SOLYMOSS: Nature New Biol. **237**, 61 (1972)
[23] ARCOS, J. C., G. M. BRYANT, N. VENKATESAN, and M. F. ARGUS: Biochem. Pharmac. **24**, 1544 (1975)
[24] GRANDJEAN, C. J., and A. SOMOGYI: Biochem. Pharmac. **25**, 2097 (1976)
[25] ARGUS, M. F., J. C. ARCOS, K. M. PASTOR, B. C. WU, and N. VENKATESAN. Chem.-biol. Interact. **13**, 127 (1976)
[26] ARCOS, J. C., R. T. VALLE, G. M. BRYANT, N. P. BUU-HOI, and M. F. ARGUS: J. Toxic. envir. Hlth **1**, 395 (1976)
[27] KLINGER, W., D. DWORSCHAK, H. EBELT, J. GERNHARD, C. GESSNER, E.-M. PEITER, G. SAUERBREY, and L. WEBER: Z. Versuchstierk. **14**, 290 (1972)
[28] VENKATESAN, N., J. C. ARCOS, and M. F. ARGUS: Life Sci. **7**, 111 (1968)
[29] NASH, T.: Biochem. J. **55**, 416 (1953)
[30] COCHIN, J., and J. AXELROD: J. Pharmac. exp. Ther. **125**, 105 (1959)
[31] McLEAN, A. E. M., and P. A. DAY: Biochem. Pharmac. **23**, 1173 (1974)
[32] KLEEBERG, U., and W. KLINGER: J. pharmac. Meth. **7**, 291 (1982)
[33] LOWRY, O. H., N. J. ROSEBROUGH, A. L. FARR, and R. J. RANDELL: J. biol. Chem. **193**, 265 (1951)
[34] HEMPEL, V., C. von KÜGELGEN, and H. REMMER: Anaesthesist **24**, 400 (1975)
[35] TAKASHI, S., A. SHIGEMATSU, and T. FURUKAWA: Anesthesiology **41**, 375 (1974)
[36] BARMAN, Th. E.: Enzyme Handbook Vol. 1, p. 73. Springer-Verlag, Berlin, Heidelberg, New York 1969
[37] SAPRIN, A. N., J. RAMSEYER, J. McCONN, and L. H. PIETTE: Biochem. biophys. Res. Commun. **77**, 789 (1977)
[38] LAKE, B. G., J. C. PHILLIPS, C. E. HEADING, and S. D. GANGOLLI: Toxicology **5**, 297 (1976)
[39] FAHMY, O. G., and M. J. FAHMY: Chem.-biol. Interact. **11**, 395 (1975)
[40] LOTLIKAR, P. D., W. J. BALDY, and E. N. DWYER: Biochem. J. **152/3**, 705 (1975)
[41] LOTLIKAR, P. D., W. J. BALDY, J. NYCE, and E. N. DWYER: Biochem. J. **160**, 401 (1976)
[42] NELSON, D. O., D. J. LARUSSO, and G. J. MANNERING: Biochem. biophys. Res. Commun. **53**, 995 (1973)
[43] CINTI, D. L.: Pharmac. Ther. A, **2**, 727 (1978)
[44] LAKE, B. G., C. E. HEADING, J. C. PHILLIPS, S. D. GANGOLLI, and A. G. LLOYD: Biochem. Soc. Transact. **2**, 610 (1974)
[45] SIPES, I. G., M. L. SLOCUMB and G. HOLTZMAN: Chem.-Biol. Interact. **21**, 155 (1978)
[46] GUENGERICH, F. P.: J. biol. Chem. **252**, 3970 (1977)
[47] GUTTENPLAN, J. G., F. HUTTERER, and A. J. GARRO: Mutation Res. **35**, 415 (1976)
[48] KLINGER, W.: Farmakologia i Toksikologia **35**, 63 (1972)
[49] HOLTZMAN, L. J., B. H. RUMACK, and R. R. ERICKSON: Archs Biochem. Biophys. **173**, 710 (1976)
[50] NEBERT, D. W., and J. S. FELTON in: Cytochromes P-450 and b_5. D. Y. COOPER, O. ROSENTHAL, R. SNYDER, and C. WITMER (Eds.). Plenum Press, New York, London 1975, 0p. 127
[51] EVARTS, R. P., and M. H. MOSTAFA: Biochem. Pharmac. **27**, 2751 (1978)
[52] KLINGER, W.: Farmakologia i Toksikologia **34**, 199 (1971)
[53] KLINGER, W., and D. MÜLLER: Acta biol. med. germ. **36**, 1149 (1977)
[54] RICHTERICH, R. in: Klinische Chemie, Theorie und Praxis. S. Karger, Basel 1971, p. 347

[55] DENK, H., P. W. MOLDEUS, R. A. SCHULZ, J. B. SCHENKMAN, S. R. KEYES, and D. L. CINTI: J. Cell. Biol. **69**, 589 (1976)
[56] DEITRICH, R. A., P. BLUDEAU, T. STOCK, and M. ROPER: J. biol. Chem. **252**, 6169 (1977)
[57] BIDLEMAN, K., and G. J. MANNERING: Mol. Pharmacol. **6**, 697 (1970)
[58] MC LEAN, A. E. M., and H. G. VERSCHUUREN: Brit. J. exp. Path. **50**, 22 (1969)
[59] KLEEBERG, U., and W. KLINGER in: Evaluation of Embryotoxicity, Mutagenicity, and Carcinogenicity Risks in New Drugs. O. BENESOVA, Z. RYCHTER, and R. JELINEK (Eds.). University Karlova, Prague 1979, p. 299
[60] GUENTHNER, T. M., and G. MANNERING: Biochem. Pharmac. **26**, 567 (1977)
[61] FRIEDMAN, M. A., and V. SANDERS: J. Toxic. envir. Hlth **2**, 67 (1976)
[62] GRESSNER, A. M., and H. GREILING: Biochem. Pharmac. **27**, 2495 (1978)
[63] HUANG, P. H. T., and B. W. STEWART: Cancer Lett. **5**, 161 (1978)
[64] PEGG, A. E., and G. HUI: Cancer Res. **38**, 2011 (1978)
[65] PEGG, A. E.: Adv. Cancer Res. **25**, 195 (1977)
[66] IVANKOVIC, S., D. SCHMÄHL, and W. J. ZELLER: Z. Krebsforsch. **81**, 269 (1974)
[67] ARGUS, M. F., G. M. BRYANT, K. M. PASTOR, and J. C. ARCOS: Cancer Res. **35**, 1574 (1975)
[68] GUTTENPLAN, J. B., and A. J. GARRO: Cancer Res. **37**, 329 (1977)
[69] HUTTON, J. J., J. MEIER, and C. HACKNEY: Mutat. Res. **66**, 75 (1979)
[70] ANDERSON, L. M., and M. ANGEL: Biochem. Pharmac. **29**, 1375 (1980)
[71] GARRO, A. J., H. K. SEITZ, and CH. S. LIEBER: Cancer Res. **41**, 120 (1981)
[72] MOSTAFA, H. M., M. RUCHIRAWAT, and E. K. WEISBURGER: Biochem. Pharmac. **30**, 2007 (1981)
[73] CHAU, I. Y., D. DAGANI, and M. C. ARCHER: J. natn. Cancer Inst. **61**, 517 (1978)
[74] KROEGER-KOEPKE, M. B., and C. J. MICHEJDA: Cancer Res. **39**, 1587 (1979)
[75] HARADA, N., and T. OMURA: J. Biochem., Tokyo **89**, 237 (1981)

Zusammenfassung

U. KLEEBERG und W. KLINGER: Altersabhängigkeit und Induzierbarkeit der Dimethylnitrosamin(DMN)-N-Demethylierung in der Rattenleber

Die DMN-N-Demethylierung durch 10000 × *g*-Leberüberstand von 30 Tage alten Ratten folgt einer typischen Michaelis-Menten-Kinetik mit einem scheinbaren K_m von $4{,}0 \cdot 10^{-4}$ M und einer V_{max} von 0,460 nmol/mg · min.

Bei der Untersuchung der hepatischen DMN-N-Demethylierung in Abhängigkeit vom Lebensalter zeigen sich die höchsten Aktivitäten bei 30 bis 60 Tage alten männlichen Ratten. Die demethylierende Enzymaktivität ist durch Phenobarbital (PB) induzierbar, nicht aber durch 3-Methylcholanthren (3-MC). Vorbehandlung der Tiere mit PB plus 3-MC ergab eine verminderte Induzierbarkeit, wenn man mit alleiniger PB-Behandlung vergleicht. Das ist wahrscheinlich nicht die Folge einer Hemmung der PB-Induktion durch 3-MC, sondern scheint durch PB-Rückstände im Lebergewebe und im Inkubationsansatz bedingt zu sein. Die Elimination von PB läuft bei jungen Ratten verzögert ab, wenn hohe Dosen der Induktoren PB und 3-MC gleichzeitig appliziert werden. Veränderungen der induzierbaren Zytochrom P-450-Subspezies sind ebenfalls zu berücksichtigen.

Acta biol. med. germ., Band 41, Seite 689–694 (1982)

Academy of Sciences of the GDR, Central Institute for Cancer Research, 1115 Berlin-Buch, GDR

The application of a Sepharose bead immunofluorescence assay and a solid-phase radioimmunoassay to the bovine leukemia virus system

H. FIEBACH, W. UCKERT, and B. MICHEEL

(Received January 5, 1982)

Summary

Several fluorescence assays with bovine leukemia virus (BLV) conjugated to activated Sepharose 4B were used for the detection of BLV and anti-BLV antibodies. These tests were compared with a solid-phase radioimmunoassay and found to be in the same sensitivity range.

Sepharose bead immunofluorescence assay and solid-phase radioimmunoassay can be applied to the diagnosis of BLV infection in cattle.

Introduction

The enzootic leukosis of cattle is known to be caused by a horizontally transmitted retrovirus, the bovine leukemia virus (BLV) [1].

In addition to leukotic animals, BLV-infected disease-free animals have been identified as a main source for the spread of the virus. An early diagnosis of the BLV infection and separation of BLV carriers is therefore an important task for a possible eradication of bovine leukosis.

Since antibodies to viral structural proteins are regularly found in cattle with leukosis and in infected but obviously healthy animals, serological assays for the demonstration of anti-BLV antibodies have been used as tools for an early diagnosis of virus infection [2, 3]. For this purpose immunodiffusion and radioimmunoassays have hitherto been the most important methods.

The present paper describes the application of quantitative immunofluorescence methods to demonstrate anti-BLV antibodies and viral antigens. For comparison sera tested by immunodiffusion test were investigated both in the immunofluorescence assay and in a solid-phase radioimmunoassay.

Material and methods

Virus

A fetal lamb kidney (FLK) cell line infected with BLV (established by VAN DER MAATEN et al. [4] and kindly provided by Dr. A. BURNY, Brussels) was the source of virus. Purification steps were velocity and density gradient centrifugations as described [5].

Abbreviations: SBIFA: Sepharose bead immunofluorescence assay; SPRIA: solid-phase radioimmunoassay; BLV: bovine leukemia virus; HSA: human serum albumin; SDS: sodium dodecyl sulfate; PAGE: polyacrylamide gel electrophoresis; IDT: immunodiffusion test

The virus particles were disrupted by NP 40 (final concentration 0.1%) and absorbed with antibodies against bovine and sheep globulins coupled to CNBr-activated Sepharose 4B (Pharmacia Fine Chemicals, Uppsala, Sweden). After this procedure, no bovine globulins could be determined.

Sera

Bovine sera from selected groups of animals tested by immunodiffusion for anti-BLV antibodies were provided by Dr. W. WITTMANN (Academy of Agricultural Sciences of the GDR, Isle of Riems). One serum (No. 15313) with a high antibody titer was used for the globulin fractionation by 40% ammonium sulfate precipitation and for FITC-labelling [6]. A heterologous antiserum was produced in a rabbit after immunization with purified and disrupted BLV.

Sepharose bead immunofluorescence assay

The virus preparation was covalently bound to Sepharose 4B after sodium metaperiodate activation [7]. This method results in a preferential binding of the protein to the surface of the beads, whereas the reactive groups of commercial CNBr-activated Sepharose seem to be distributed throughout the whole volume of the particles. In the latter case the amount of protein bound per unit area (and hence the fluorescence intensity) is dependent on the size of the beads which results in high standard deviations.

BLV-coupled beads were diluted in a buffer containing 0.1 M Tris HCl, *p*H 7.2, 2% HSA and 0.2 M NaCl with sodium azide (0.1%) added. The concentration was adjusted to about 50—100 beads per 5 µl.

The Sepharose bead immunofluorescence assay was performed in Takatsy microtitration plates according to previous publications [8, 9].

For examination, the fluorescence intensity of a fixed area of at least 5 beads per sample was measured with a microfluorometer (Fluoval 2 fluorescence microscope with incidence illumination, VEB Carl Zeiss Jena, GDR, combined with an MPV photometry device, Leitz GmbH, Wetzlar and Knott Elektronik, Hohenschäftlarn, FRG).

The following fluorescence assays using BLV antigen-conjugated beads were carried out:

1. "Homologous" direct assay: FITC-labelled bovine anti-BLV globulin fraction (No. 15313) was mixed with the samples to be tested for antigens or antibodies and incubated with the beads.
2. "Homologous" indirect assay: The beads were successively incubated with the bovine sera to be tested and FITC-labelled anti-bovine globulin (State Institute of Immunopreparations and Culture Media, Berlin, GDR).
3. "Heterologous" indirect assay: The binding of anti-BLV antibodies (from rabbit) was reduced by antigens or antibodies, demonstrated by FITC-labelled anti-rabbit globulin (State Institute of Immunopreparations and Culture Media, Berlin, GDR).

Solid-phase radioimmunoassay

Disrupted BLV was fractionated by SDS polyacrylamide gradient gel electrophoresis [5]. After elution of p24 and removal of the detergent [10] the major structural protein was iodinated by the chloramine-T method [11]. The average specific activity was about 400 kBq/µg protein. The homogeneity of the iodinated p24 was demonstrated by PAGE. The radioactivity was measured with a NZ-310A gamma counter (Gamma, Budapest, Hungary).

The IgG fraction of the anti-BLV hyperimmune serum from rabbit purified by ammonium sulfate precipitation and DEAE cellulose chromatography was adsorbed by air drying to the surface of the wells of polyvinyl chloride plates. Tests were performed by adding 50 µl I-p24 (BLV) (20000 cpm) together with 50 µl of material to be tested into the coated wells. The presence of p24 (BLV) or anti-p24 (BLV) antibodies was indicated by reduction of the ^{125}I-p24 binding to the wells.

Results

The test modifications described above were used for the quantitation of antigens in virus preparations and of anti-BLV antibodies in the sera of infected cattle.

For consideration and adjustment the systems were blocked by disrupted BLV (Fig. 1) or the high titer serum No. 15313 (Fig. 2). The standard deviations of the two to four tests in parallel were less than 10%. By comparing the different SBIFAs the direct homologous immunofluorescence assay showed the lowest sensitivity (0.1 — 1 μg BLV/ml), whereas the indirect IF test and the SPRIA are able to detect BLV antigens in nanogram quantities.

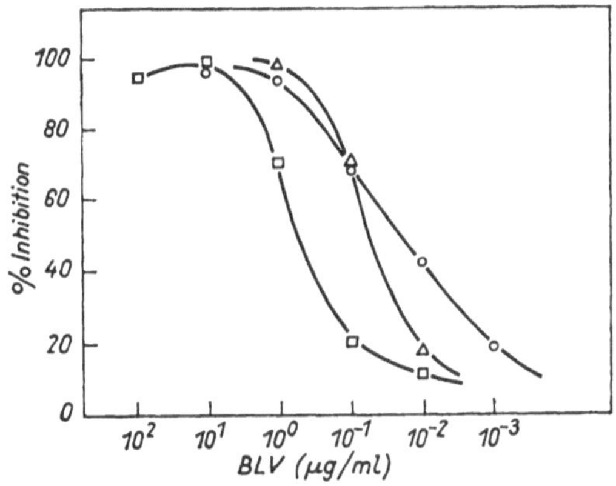

Fig. 1. Inhibition of the test systems by a bovine leukemia virus preparation in homologous direct SBIFA (□), heterologous indirect SBIFA (○), and SPRIA (△)

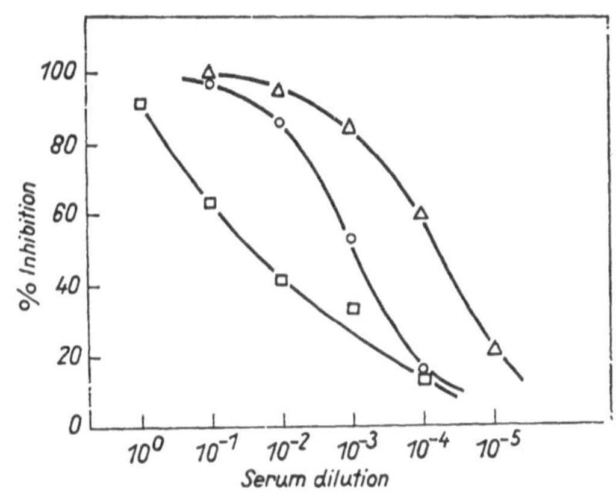

Fig. 2. Blocking of the test systems by the serum No. 15313 of a BLV-infected animal (for symbols see Fig. 1)

Similar results were obtained in the test detecting antibodies. Serum No. 15313 had the highest demonstrable titers in SPRIA (1:10000 — 1:100000). The serum of non-infected animals (e.g. No. 12/13) did not influence any of the test systems at the 1:10 dilution.

The interpretation of data from the homologous indirect SBIFA using FITC-labelled anti-bovine globulin (data not shown) is more difficult when compared with other assays because of the high nonspecific fluorescence levels of negative sera. This may be due to the non-immunologic adsorption of bovine immunoglobulins to Sepharose 4B beads. Discrimination between positive and negative sera by this test is possible only by serial dilution of each sample. With none of the described tests we were able to detect BLV antigens in membrane preparations of healthy or tumorous bovine lymph nodes. Viral proteins could be demonstrated in peripheral lymphocytes of infected animals only after short-term cultivation. This is in agreement with published results [12, 13].

The rabbit anti-BLV serum is highly specific for the bovine leukemia virus. Neither in SBIFA nor in SPRIA it showed any reaction with FeLV, HaLV, RaLV, MuLV, SSV, BaEV, or MPMV. The homologous direct SBIFA, the indirect homologous SBIFA and the SPRIA were then applied to the detection of antibodies to the bovine leukemia virus in a total number of 24 bovine sera. The results of the tests were compared with those of immunodiffusion tests (Table 1). Extensive coincidence was observed. Only in one case (No. 3) the more sensitive assays showed positive results whereas the IDT was negative.

Since in these experiments sera from selected animals were used, only a small quantity of sera could have been expected with antibody titers detectable in the sensitive assays and not in the immunodiffusion tests. Two sera (No. 14, 16) showed different results in several tests. This may be due to different antigenic determinants detected.

Table 1

Comparison of the results of different test systems for the detection of anti-BLV antibodies in selected bovine sera

No. of serum	IDT	Direct SBIFA	Indirect SBIFA	SPRIA
12/10	–	–	–	–
15313	+	+	+	+
29040	+	+	+	+
1	+	+	+	+
2	+	+	+	+
3	–	+	+	+
4	+	+	+	+
5	+	+	+	+
6	+	+	+	+
7	+	+	+	+
8	+	+	+	+
9	+	+	+	+
10	–	–	–	–
11	+	+	+	+
12	+	+	+	+
13	–	–	–	–
14	+	–	+	–
15	+	+	+	+
16	+	+	–	–
17	–	–	–	–
18	+	+	+	+
19	+	+	+	+
20	+	+	+	+
21	–	–	–	–

Discussion

Sepharose bead immunofluorescence assays and a solid-phase radioimmunoassay have been used in order to demonstrate the presence of BLV antigens and antibodies.

The data show a good correlation with those of immunodiffusion. The sensitivity of the indirect SBIFA is comparable with that of the SPRIA.

The experiments require only small quantities of material: in the case of SBIFA, 1 mg virus and in the case of SPRIA, 10 mg IgG from rabbit hyperimmune serum are sufficient for about 10000 tests.

In contrast to radioimmunological methods, the SBIFA can be performed in each laboratory equipped with a fluorescence microscope even without a photometry device [14]. FITC-labelled immunoglobulins are not hazardous as radiolabelled materials and stable over a long period of time. The time-consuming washing/sedimentation procedures and the manual measurement of single particles are disadvantages of this technique. Other carrier materials (cellulose nitrate filter discs) have been used and essentially simplified the performance of the tests [15]. In this case it would also be easier to automatize the measurement. Nevertheless, the high sensitivity, low costs and non-hazardous test procedure characterize SBIFAs as a valuable method in BLV research. On the basis of the high sensitivity it should be possible to eliminate animals at an early stage of infection and thus avoid virus spreading.

In additional studies it could be shown that the immunologic reactivity of the heterologous serum is directed mainly against the major structural protein of the BLV (out of the separated BLV proteins only p24 blocked the reaction of the rabbit antibodies with virus-conjugated Sepharose 4B). Only in the case of the homologous indirect fluorescence assay, one can be sure to demonstrate antibodies against all virus proteins. Anti-gp51 antibodies seem to be produced earlier and more often at higher titers than others [16—18]. This may apply to serum No. 14 (see Table 1) which is positive in the indirect SBIFA and IDT but negative in the competition tests.

Further studies with naturally and experimentally infected cattle are necessary to resolve this problem. Since anti-BLV antibodies have hitherto only been used as markers of BLV infection, further investigations are also necessary to show whether some of the antibodies already known or some new antibody types are of prognostic or even therapeutic value. Different serological assays may be of importance for these experiments.

Acknowledgements

The authors want to thank Dr. W. Wittmann for the bovine sera with the results of the IDT and Dr. J. Denner for iodination of the proteins.

References

[1] Piper, C. E., D. A. Abt, J. F. Ferrer, and R. R. Marshak: Cancer Res. **35**, 2714 (1975)

[2] Devare, S. G., J. R. Stephenson, P. S. Sarma, S. A. Aaronson, and S. Chander: Science, N. Y. **194**, 1428 (1976)

[3] Bex, F., C. Bruck, M. Mammerickx, D. Portetelle, J. Ghysdael, Y. Cleuter, M. Leclercq, and D. Dekegel: Cancer Res. **39**, 1118 (1979)

[4] VAN DER MAATEN, M. J., J. M. MILLER, and A. D. BOOTHE: J. natn. Cancer Inst. **52**, 491 (1974)
[5] UCKERT, W., V. WUNDERLICH, E. BENDER, G. SYDOW, and D. BIERWOLF: Archs Virol. **64**, 155 (1980)
[6] HUDSON, L., and F. C. HAY: Practical Immunology. Blackwell Scientific Publications, Oxford, London, Edinburgh, Melbourne 1976
[7] RAYBOLD, T. J. G., and S. CHANTLER: J. immun. Meth. **27**, 309 (1979)
[8] MICHEEL, B., H. FIEBACH, and V. WUNDERLICH: Arch. Geschwulstforsch. **49**, 485 (1979)
[9] FIEBACH, H., and B. MICHEEL: Arch. Geschwulstforsch. **50**, 238 (1980)
[10] HENDERSON, L. E., S. OROSZLAN, and W. KONIGSBERG: Anal. Biochem. **93**, 153 (1979)
[11] GREENWOOD, F. C., W. M. HUNTER, and J. S. GLOVER: Biochem. J. **89**, 114 (1963)
[12] DEVARE, S. G., S. OROSZLAN, and J. R. STEPHENSON: Ann. Vet. Res. **9**, 689 (1978)
[13] DISCOLL, D. M., and C. OLSON: Am. J. vet. Res. **38**, 1897 (1977)
[14] MICHEEL, B.: Acta biol. med. germ. **37**, K19 (1978)
[15] MICHEEL, B., U. KARSTEN, and H. FIEBACH: J. immun. Meth. **46**, 41 (1981)
[16] MILLER, J. M., F. SCHMERR, and M. J. VAN DER MAATEN: Am. J. vet. Res. **42**, 5 (1981)
[17] DESHAYES, L., D. LEVY, A. L. PARODI, and J. P. LEVY: Int. J. Cancer **25**, 503 (1980)
[18] LEVY, D., L. DESHAYES, A. L. PARODI, and J. P. LEVY: Int. J. Cancer **25**, 147 (1980)

Zusammenfassung

H. FIEBACH, W. UCKERT und B. MICHEEL: Die Anwendung von Immunfluoreszenz- und Radioimmuntests zur Bestimmung von Antigenen und Antikörpern des Rinder-Leukose-Virus

Mit Hilfe verschiedener Fluoreszenztests unter Verwendung von an Sepharose 4B gekoppeltem Rinder-Leukose-Virus (BLV) wurden das BLV sowie anti-BLV-Antikörper geringer Konzentration nachgewiesen. Diese Methoden werden mit einem Festphasen-Radioimmuntest verglichen.

Beide Systeme liegen im gleichen Sensitivitätsbereich und können für die Diagnose der BLV-Infektion genutzt werden.

Acta biol. med. germ., Band 41, Seite 695—703 (1982)

Zentralinstitut für Herz- und Kreislaufforschung, Akademie der Wissenschaften der DDR, 1115 Berlin-Buch

Quantitative Bestimmung von Faktor VIII-Antigen mit einem Enzymimmunoassay

W. Schössler, M. Stepanauskas und Chr. Dittrich
unter Mitarbeit von Chr. Eichhorn

(Eingegangen am 27. November 1981; nach Revision am 5. Februar 1982)

Zusammenfassung

Es werden der Aufbau und die Anwendung eines Enzymimmunoassays für die Bestimmung des Faktor VIII-assoziierten Antigens (F VIII_{Ag}) beschrieben. Nach Darstellung der für den Aufbau des Assays erforderlichen Proteine wird der Enzymimmunoassay vorgestellt. Das Prinzip des Verfahrens beruht auf der Inkubation des Testplasmas mit einem Kaninchen-anti-Human-Faktor VIII-Antikörper und nachfolgender Bindung des überschüssigen Antikörpers an humanen Faktor VIII, der adsorptiv an die Oberfläche von Polystyrolröhrchen gebunden ist. Im folgenden Schritt wird dieser Antikörper durch Zugabe eines Konjugates, bestehend aus einem Hammel-anti-Kaninchen-IgG-Antikörper und alkalischer Phosphatase, nachgewiesen. Die Nachweisgrenze der Methode beträgt $7{,}8 \cdot 10^{-3}$ U/ml F VIII_{Ag}; der Fehler wurde mit 10,9% bestimmt.

Einleitung

Faktor VIII ist ein Makromolekül oder hochmolekularer Komplex mit mehreren Aktivitäten [1]. Diese sind einmal die gerinnungsphysiologische Aktivität, welche durch homologe Antiseren gehemmt wird, die Fähigkeit mit heterologen Antiseren zu präzipitieren (Faktor VIII assoziiertes Antigen, F VIII_{Ag}), sowie die Fähigkeiten, Thrombozyten an Glasoberflächen zu adhärieren bzw. Thrombozyten — induziert durch Ristocetin — zu aggregieren. Verantwortlich für die Synthese des F VIII_{Ag} sind Endothelzellen. Dies wurde durch den Nachweis von F VIII_{Ag} mit Immunfluoreszenzmikroskopie im Endothelzellverband der Gefäßwand [2] sowie durch die Tatsache, daß Endothelzellkulturen F VIII_{Ag} produzieren und in das Kulturmedium freisetzen [3—5], nachgewiesen.

Die humorale Diagnostik des F VIII_{Ag} hat im wesentlichen für fünf Hauptanwendungsgebiete Bedeutung:

1. Nachweis einer Endothelzellbeteiligung bei Herz- und Kreislauferkrankungen, da der F VIII_{Ag}-Gehalt im Plasma ein Kriterium des Endothelzellschadens sein soll.
2. Untersuchungen zur Erkennung des Mechanismus der Thrombogenese.
3. Nachweis von Konduktorinnen der Hämophilie A.
4. Diagnostik und Therapie des von Willebrand-Jürgens-Syndroms, und schließlich
5. Charakterisierung und Qualitätskontrolle von klinisch eingesetzten Faktor VIII-Konzentraten.

Deshalb stand die Aufgabe, einen empfindlichen und spezifischen Nachweis des F VIII_{Ag} aufzubauen. Die bisher gebräuchliche Methode zur Bestimmung von F VIII_{Ag} [6] in der Modifikation nach ZIMMMERMANN et al. [7] ist für die quantitative Bestimmung niedriger Konzentrationen zu unempfindlich und für die Bestimmung größerer Probenzahlen auf Grund des hohen Zeitbedarfs nicht geeignet. Die bereits 1972 [8] publizierte radioimmunologische Bestimmung von F VIII_{Ag} erscheint uns für eine generelle Anwendung in der Routine wenig geeignet. Als Alternative bietet sich der Enzyminmmunoassay (EIA) als hochempfindliche und spezifische Methode an [9—12].

Material und Methodik

Für den Aufbau des EIA wurde in Anlehnung an NESS und PERKINS [11] aus pragmatischen Gründen folgendes Prinzip gewählt [13]: Das zu bestimmende Plasma wird im ersten Schritt mit einem Kaninchen-anti-Human-Faktor VIII-Antikörper im Überschuß inkubiert. Anschließend wird dieses Inkubationsgemisch in Polystryrolröhrchen überführt, die zuvor mit humanem Faktor VIII beladen werden. Im nächsten Schritt wird die Menge des an den Faktor VIII gebundenen Antikörpers durch Zugabe eines enzymmarkierten Hammel-anti-Kaninchen-IgG-Antikörpers und Messung der entsprechenden Enzymreaktion nachgewiesen.

Präparation von Faktor VIII

Die Isolierung von reinem Faktor VIII erfolgte in einer Modifikation nach WEISS et al. [14]. Hierzu wurde ein kommerzielles Kryopräzipitat[1] bei 37 °C mit 5 ml 0,02 M Zitrat-Puffer, *p*H 6,8, der 0,13 M NaCl und 0,13 M Glyzin enthält, aufgenommen und durch Gelchromatographie über Sepharose 4 B (Pharmacia, Schweden) gereinigt. Die Fraktionen wurden mit einem UV-Durchflußphotometer Uvicord II (LKB, Schweden) bei 280 nm registriert, mit einem Fraktionssammler UltroRac (LKB, Schweden) aufgefangen und mit Hilfe der doppelten radialen Immundiffusion (Ouchterlony-Technik) sowie der Agargel-Immunelektrophorese und Polyakrylamid-Disk-Elektrophorese mit einem 5%igem Trenngel [15] identifiziert und charakterisiert. Die gerinnungsphysiologische Aktivität der einzelnen Fraktionen wurde nach der Methode von STEIN [16] bestimmt. Die Eiweißkonzentrationen wurden mit der Biuret-Methode und durch Messung der Absorption bei 280 nm ermittelt.
Diese Faktor VIII-Präparation diente sowohl zur Beladung der Polystyrolröhrchen als auch zum Immunisieren von Kaninchen.

Herstellung der Antiseren

Die Immunisierung von drei Kaninchen erfolgte entsprechend [17]. Die erhaltenen Antiseren erwiesen sich als nicht monospezifisch. Mittels Überwanderungselektrophorese und Immunelektrophorese konnte die unerwünschte Antikörperspezifität eindeutig als gegen humanes Fibrinogen (s. Abb. 3) bestimmt werden. Deshalb wurden die Antiseren zunächst mit Plasmen von Patienten mit von Willebrand-Syndrom und später mit Fibrinogen, welches durch Gelchromatrogaphie an Sepharose 4 B der Fraktion I-O nach Blombäck (Bezirksinstitut für Blutspende- und Transfusionswesen Gera) erhalten wurde, absorbiert. Nunmehr erwies sich das Antiserum nach immunchemischer Testung gegen Plasmen von Patienten mit von Willebrand-Syndrom[2] als monospezifisch.

Isolierung von Kaninchen-IgG

Kaninchen-IgG wurde aus Kaninchenserum durch mehrfache Fällung mit Ammoniumsulfat (40%ige Sättigung) und nachfolgende Ionenaustauschchromatographie an DEAE-Sephadex

[1] Wir danken Herrn Dr. UTEG, Bezirksinstitut für Blutspende- und Transfusionswesen Berlin, für die Bereitstellung der Kryopräzipitate.

[2] Wir danken Herrn OA Dr. LUTZE, Medizinische Akademie Magdeburg, und Herrn OA Dr. LENK, Kinderklinik der Karl-Marx-Universität Leipzig, für die Bereitstellung der Patientenplasmen.

(Pharmacia, Schweden) mit 0,02 M und 0,03 M Mc Ilvain-Puffer, *p*H 7,4, isoliert. Das so erhaltene Kaninchen-IgG erwies sich in der Polyakrylamid-Disk-Elektrophorese als rein und wurde sowohl zur Immunisierung des Hammels als auch für die Herstellung eines Immunadsorbents verwendet.

Affinitätschromatographie

Die spezifischen Hammel-Antikörper wurden mittels Affinitätschromatographie aus dem durch Immunisierung mit Kaninchen-IgG erhaltenen Antiserum isoliert. Die Affinitätschromatographie wurde mit CNBr-aktivierter Sepharose (Pharmacia, Schweden) durchgeführt. Hierzu wurden 45 mg Kaninchen-IgG an 5 g CNBr-aktivierte Sepharose gebunden. Die Bindung erfolgte im wesentlichen nach den Angaben des Herstellers [18]. Alle Eiweißbestimmungen erfolgten nach LOWRY et al. [19]. Die so hergestellte Matrix wurde im folgenden mehrmals affinitätschromatographisch eingesetzt. Hierzu wurde das Gel in eine geeignete Säule gefüllt und zunächst mit PBS-Puffer, *p*H 7,4, gespült (Durchflußrate 15 ml · cm^{-2} · h^{-1}; Konzentrierung ca. 1 :3 mit Säuleneluat-Konzentrator, Amicon, Niederlande). Nach Auftragen der durch Ammoniumsulfatfällung erhaltenen γ-Globulin-Fraktion des Hammel-anti-Kaninchen-IgG-Antiserums wurden die entsprechenden, gegen Kaninchen-IgG gerichteten Hammel-Antikörper durch Anwendung verschiedener Agentien desorbiert. Für die Elution waren 1 M und 3 M Ammoniumthiozyanat bzw. 1,5 M und 3 M Kaliumthiozyanat oder 0,2 M HCl-Glyzin-Puffer, *p*H 2,8, am besten geeignet. Die einzelnen Fraktionen wurden sofort nach Elution gegen PBS-Puffer dialysiert bzw. mit 0,2 M K_2HPO_4-Lösung neutralisiert und mittels Immunelektrophorese, Ouchterlony-Technik und Polyakrylamid-Disk-Elektrophorese getestet. Unmittelbar danach wurden alle Antikörper enthaltenen Fraktionen lyophilisiert.

Herstellung des Konjugats

250 µg der isolierten Hammel-anti-Kaninchen-IgG-Antikörper wurden mit 800 µg alkalischer Phosphatase (400 U/mg, Boehringer, BRD) (AP; EC 3.1.3.1.) nach der Methode von ENGVALL und PERLMANN [20] mittels Glutaraldehyd (Serva, BRD) gekoppelt. Dieses Konjugat wurde gegen PBS-Puffer dialysiert, mit gleichem Puffer 1 :10 verdünnt und mit 0,02% Thiomersal versetzt und zunächst ungereinigt eingesetzt. In weiteren Versuchen wurde mit einem über Sepharose G 200 gereinigten Konjugat[1] gearbeitet.

Durchführung des Enzymimmunoassays

Zur Ausführung des EIA wurden jeweils 0,5 ml einer Lösung von Faktor VIII (5 µg/ml) in 0,1 M Karbonat-Bikarbonat-Puffer, *p*H 9,6, in Polystyrolröhrchen (Polyplast, Halberstadt) 3 h bei 37 °C inkubiert. Anschließend wurden diese Röhrchen dreimal mit je 1 ml PBS-Puffer, *p*H 8,0 (der 0,1% Tween 20, 0,5 M NaCl, 0,02% Natriumazid enthielt) gewaschen und bis zur Verwendung bei −20 °C eingefroren. Die Inkubation des zu bestimmenden Plasmas mit dem Kaninchen-Antikörper (s. Abb. in [13]) erfolgte derart, daß 250 µl Plasma bzw. einer Plasmaverdünnung mit 250 µl der durch 40%ige Ammoniumsulfatfällung erhaltenen γ-Globulinfraktion (32 µg/ml) des Kaninchen-Antiserums gemischt wurden und 3 h bei 37 °C oder über Nacht bei Raumtemperatur stehen gelassen wurden. Die optimale Konzentration der γ-Globulinfraktion wurde in Vorversuchen ermittelt. Hierzu wurde unter konstanten Bedingungen im EIA die Kaninchen-anti-Human-F VIII-Antiserum-Verdünnung variiert (Abb. 1).

Anschließend wurde das Inkubationsgemisch in die beladenen Polystyrolröhrchen überführt und 6 h bei 37 °C inkubiert. Nach dreimaligem Waschen mit je 1 ml PBS-Puffer, *p*H 8,0 (plus 0,1% Tween 20, 0,5 M NaCl, 0,02% Natriumazid) wurden 0,5 ml des oben beschriebenen Konjugates in einer Konzentration von 0,25 µg/ml zugegeben und 4 h bei 37 °C inkubiert. Nach erneutem dreimaligem Waschen wurde die Enzymaktivität der alkalischen Phosphatase durch Hydrolyse von 4-Nitrophenylphosphat in 1 ml Diäthanolamin-Puffer, *p*H 9,8, und photometrische Messung des Enzymproduktes bei 405 nm (Spekol) nach Stoppen mit 200 µl 2 N NaOH bestimmt [21].

[1] Wir danken Frau Dr. B. PORSTMANN, Abt. für Klinische Biochemie der Charité, für die Überlassung dieses Konjugats.

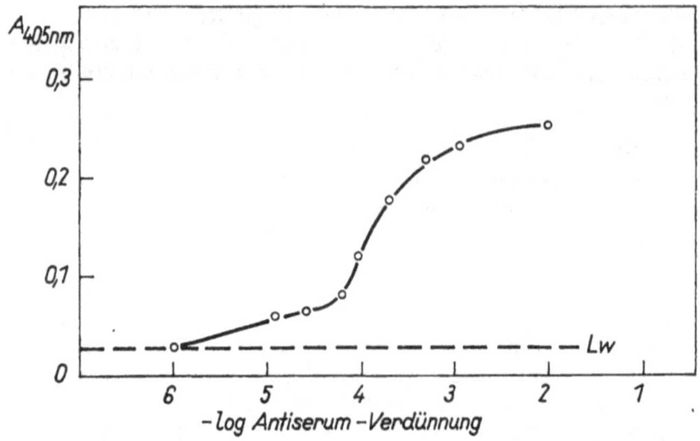

Abb. 1. Ermittlung der optimalen Antiserumverdünnung im EIA.
Bindung von F VIII (5 µg/ml) an Polystyrolröhrchen, Inkubation mit unterschiedlichen Antiserumverdünnungen, nachfolgende Zugabe des Enzymkonjugats (0,25 µg/ml) und Bestimmung der Enzymaktivität bei 405 nm. Lw = Leerwert

Durchführung der Elektroimmunodiffusion

Die Elektroimmunodiffusion nach LAURELL [6] wurde im wesentlichen nach ZIMMERMANN, et al. [7] durchgeführt. Hierzu wurde unter Verwendung von Barbitalpuffer, $\mu = 0{,}02$, *p*H 8,6, eine 0,5%ige Agaroselösung hergestellt, der bei 56 °C das spezifische Antiserum in einer Konzentration von 0,25% zugemischt wurde. Nach Ausgießen der Platten wurden in das erstarrte Gel kreisförmige Löcher gestanzt, die 6 µl Antigenlösung fassen. Die Elektrophorese erfolgte bei 2 V/cm für etwa 18—20 h. Zur Auswertung wurden die Platten in der üblichen Weise ausgewaschen und mit Coomassie Brilliant Blue R 250 angefärbt. Zur Erstellung der Bezugskurve diente ein Mischplasma von 15 Blutspenden.

Ergebnisse

Aus Gründen der Praktikabilität unseres Tests verzichteten wir auf eine extreme Reinigung des Faktors VIII und setzten die im Ausschlußvolumen der Gelchromatographie erscheinende Fraktion I (s. Abb. 2) zum Immunisieren ein. Erwartungsgemäß waren die resultierenden Antiseren nicht monospezifisch. In der immunelektrophoretischen Darstellung der Abb. 3a sind deutlich zwei Präzipitate zu erkennen. Während das kleinere, um das Startloch gelegte Präzipitat mit einem monospezifischen Antiserum (Behring-Werke, BRD[1]) dem Faktor VIII zugeordnet werden konnte, entspricht das kathodisch gelegene dem humanen Fibrinogen (s. Abb. 3c). Nach Absorption mit Plasma von Patienten mit von Willebrand-Syndrom bzw. mit humanem Fibrinogen war unser Antiserum in der Immunelektrophorese (Abb. 3b), der Ouchterlony-Technik (Abb. 3c) und der Elektroimmunodiffusion monospezifisch.

Das durch Bindung von Kaninchen-IgG an CNBr-aktivierte Sepharose hergestellte Immunoadsorbens erwies sich bei mehrfachem Einsatz in der Affinitätschromatographie als geeignet, ausreichende Mengen Hammel-anti-Kaninchen-IgG-Antikörper zu isolieren. Die durch 1 M bzw. 1,5 M NH_4SCN- bzw. KSCN-

[1] Herrn OA Dr. LUTZE, Medizinische Akademie Magdeburg, danken wir für die Überlassung dieses Antiserums.

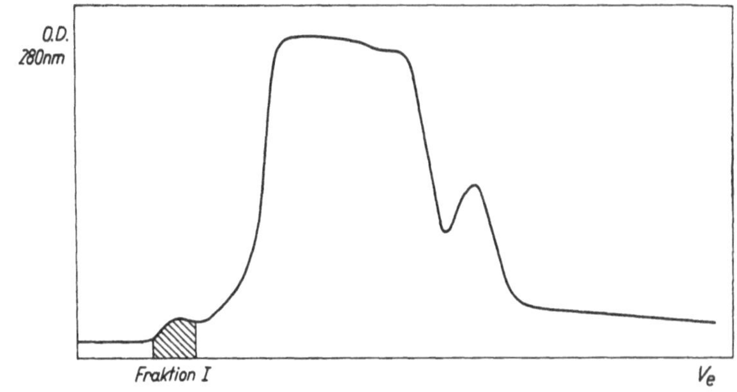

Abb. 2. Isolierung von Faktor VIII (Fraktion I) durch Gelchromatographie von Kryopräzipitat an Sepharose 4 B

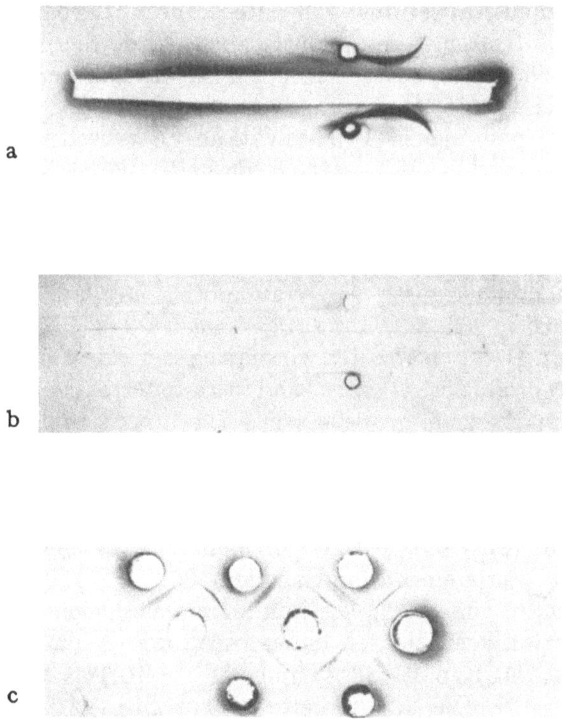

Abb. 3. Immunchemische Charakterisierung der Antiseren.
a) Pherogramm der Immunelektrophorese. Normalhuman-Plasma (oberhalb der Antikörperrinne) und Kryopräzipitat (unterhalb der Antikörperrinne) gegen Kaninchen-anti-Human F VIII vor Absorption. b) Pherogramm der Immunelektrophorese. Normalhuman-Plasma (oberhalb der Antikörperrinne) und Kryopräzipitat gegen Kaninchen-anti-Human-F VIII nach Absorption. c) Ouchterlony-Test. Obere Reihe: anti-Human-Fibrinogen (links), anti-Human-F VIII vor Absorption (Mitte und rechts); mittlere Reihe: Fibrinogen (links), Fraktion I der Gelchromatographie (Mitte), von Willebrand-Plasma (rechts); untere Reihe: anti-Human-F VIII nach Absorption.

Elution und 3 M Rhodanid-Elution sowie mit HCl-Glyzin-Puffer erhaltenen Fraktionen unterschieden sich hinsichtlich ihrer Reinheit und Antikörperreaktivität nicht, wobei die durch höhermolare Rhodanid-Lösung und HCl-Glyzin-Puffer eluierten hochaffinen Antikörper Verdünnungen eines Kaninchenserums bis 1 :1024 in der Ouchterlony-Technik anzeigten, während die mit 1 M bzw. 1,5 M Rhodanid-Lösung erhaltenen Antikörperfraktionen nur bis zu Verdünnungen von 1 :256 positiv waren.

Die durch Affinitätschromatographie erhaltenen Antikörperfraktionen waren bei Einsatz des Hammel-Vollserums geringfügig mit Albumin kontaminiert. Dies ist mutmaßlich auf die Bildung von relativ festen IgG-Albumin-Assoziaten [22] zurückzuführen. Deshalb setzten wir für die Affinitätschromatographie die durch Ammoniumsulfatfällung erhaltene γ-Globulinfraktion des Hammel-Antiserums ein. Die so erhaltenen Antikörper waren diskelektrophoretisch rein. Die Ausbeuten, die aus 100 ml Hammel-Antiserum erhalten wurden, lagen zwischen 100—200 mg.

Beim Aufbau des EIA zeigte sich, daß bei Einsatz des gegen humanen Faktor VIII gerichteten Kaninchen-Antiserums schlechte Reproduzierbarkeiten und falsch positive Resultate auftraten. Ganz offensichtlich wurde die im Kaninchenserum vorhandene alkalische Phosphatase unspezifisch an Faktor VIII und/oder den Antikörper gebunden. Diese Vermutungen werden durch die erst kürzlich durch CROFTON et al. [23] gefundenen Wechselwirkungen zwischen dem Enzym und Immunglobulinen bestätigt. Wir setzten deshalb die γ-Globulinfraktion des Antiserums in der der ermittelten optimalen Serumverdünnung (Abb. 1) entsprechenden Konzentration ein.

Desweiteren wichen wir — entgegen unserer 1. Mitteilung [13] — von der für EIA üblichen Zusammensetzung der Waschpuffer [20, 24] ab und arbeiteten mit einem PBS-Puffer, *p*H 8,0, der 0,1% Tween 20, 0,5 M NaCl und 0,02% Natriumazid enthält. Dadurch konnten wir die sich besonders in indirekten Assays durch schlechte Reproduzierbarkeiten und verminderte Empfindlichkeit nachteilig bemerkbar machenden unspezifischen Bindungen vollständig unterdrükken. Die Nachweisgrenze unseres EIA (s. auch [13]) wurde mit $7{,}8 \cdot 10^{-3}$ U/ml (= 0,78%) bestimmt. Unter Zugrundelegung des groben Richtwertes der Konzentration von Faktor VIII im Plasma von 1—10 µg/ml [25] entspricht dies einem Nachweis von 1,9—19 ng F VIII_{Ag} in dem von uns gewählten Testansatz. Die Präzision in der Serie eines Standards von 89% F VIII_{Ag} wurde mit einem Variationskoeffizienten von 10,9% bestimmt. Zum Vergleich seien die Nachweisgrenzen und Variationskoeffizienten anderer Autoren genannt: $1{,}5 \cdot 10^{-3}$ U/ml, VK = 7,5 — 10,3% [10]; $6{,}25 \cdot 10^{-2}$ U/ml, VK = 10,3% [11]; $5 \cdot 10^{-2}$ U/ml, VK = 7,1—13,3% [12]. Die Richtigkeit unseres EIA wurde durch Vergleich mit der Elektroimmunodiffusion (EID) überprüft. In Abb. 4 sind die ermittelte Regressionsgerade und deren Streuung sowie der Korrelationskoeffizient und das Ergebnis des *t*-Tests von 56 Patientenplasmen, die mit beiden Methoden als Doppelbestimmung ermittelt wurden, dargestellt. Es ist deutlich zu erkennen, daß zwischen beiden Methoden eine enge Korrelation besteht, zumal für $t = 0{,}8$ ($p = 0{,}99$; f = 55) kein signifikanter Unterschied der beiden Mittelwerte nachgewiesen werden konnte. Lediglich bei sehr geringen F VIII_{Ag}-Konzentrationen ergibt der EIA gegenüber der EID etwas erhöhte Werte. Somit scheint neben

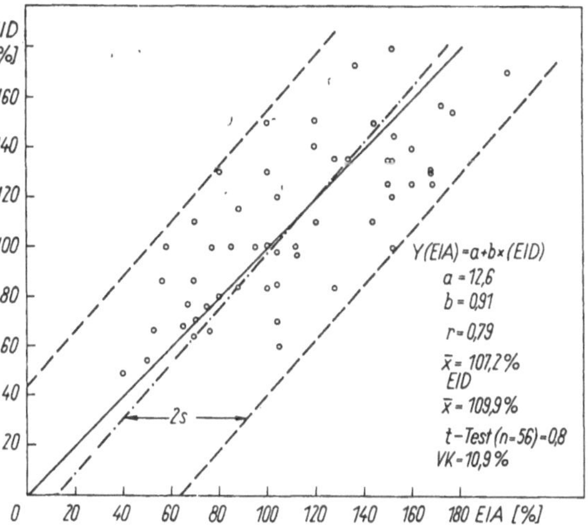

Abb. 4. Darstellung des Methodenvergleichs durch Ermittlung der Regressionsgeraden und deren Streuung (2s) (------), der theoretischen Regressionsgeraden (———) sowie der Parameter a und b der ermittelten Regressionsgeraden, des Korrelationskoeffizienten r, des *t*-Testes und des Variationskoeffizienten des EIA

einer guten Präzision auch die Richtigkeit unserer Methode gegeben zu sein. Leider ist bis zum gegenwärtigen Zeitpunkt eine exaktere Bestimmung der Richtigkeit der Methoden zur F VIII_{Ag}-Bestimmung nicht möglich, da es nach wie vor keine Standardpräparation für Faktor VIII und keinen internationalen Referenz-Standard gibt [26]. Alle Methoden der F VIII-Bestimmung beziehen das zu bestimmende Testplasma auf einen hinreichend großen Standardplasmapool, dem 1 U/ml zugeordnet wird.

Diskussion

Die bei der Isolierung von reinem Faktor VIII auftretenden Probleme und Schwierigkeiten sind im wesentlichen auf drei Gründe zurückzuführen. Dies sind: 1. die niedrige Konzentration von 1—10 μg/ml im Plasma [25]; 2. die Instabilität der gerinnungsphysiologischen Aktivität und 3. die Trennung des Fibrinogens von Faktor VIII.

Faktor VIII kann auf vielfältige Art und Weise aus Human-Plasma durch Präzipitation konzentriert werden, so durch Äthanol [27], Aminosäuren [28], Polyäthylenglykol [29] oder durch Kryopräzipitation [30]. Da diese Verfahren keine vollständige Trennung von Fibrinogen und Faktor VIII gestatten, versuchten zahlreiche Autoren durch Kombination verschiedener Präzipitations- und Adsorptionsschritte an Aluminiumhydroxid u. ä. [29, 31, 32], Anwendung der Gelchromatographie [14, 31, 33, 34] sowie Hydrophobizitätsaffinitätschromatographie [35, 36] reinen Faktor VIII zu erhalten. Jedoch wirkt sich hierbei erschwerend aus, daß Faktor VIII in Abhängigkeit vom *p*H-Wert und der Ionenstärke in unterschiedliche Untereinheiten aufgespalten werden kann (Übersicht hierzu siehe [1]).

Um diese Schwierigkeiten zu umgehen, versuchten wir, Faktor VIII durch Kryopräzipitation, Gelchromatographie an Sepharose 4 B und Affinitätschromatographie an trägergebundenen Lektinen zu isolieren. Faktor VIII ist ein Glykoprotein, dessen Kohlenhydratanteil 5—10% betragen soll [31, 34]. Deshalb lag es nahe, trägergebundene Lektine zur Isolierung und Trennung von Fibrinogen, das ebenfalls ein Glykoprotein ist, einzusetzen. Jedoch gelang es uns unter Einsatz von Concanavalin A-Sepharose (Pharmacia, Schweden) sowie Viskum- und Favin-Lektin-Sepharose (Dr. P. Ziska, Staatliches Institut für Imunpräparate und Nährmedien, Berlin) nicht, Fibrinogen und Faktor VIII voneinander zu trennen. Weiterhin stellten wir fest, daß der von einigen Autoren [29, 37] empfohlene Zusatz von ε-Aminokapronsäure als Proteinase-Inaktivator zu den während der Präparation verwendeten Puffern den von uns angewandten gerinnungsphysiologischen Test [16] stört. Deshalb verzichteten wir auf eine extreme Reinigung von Faktor VIII und verwendeten sowohl zum Immunisieren als auch zum Beladen der Polystryrolröhrchen eine im wesentlich mit Fibrinogen kontaminierte Faktor VIII-Präparation. Als entscheidend für die Spezifität unseres EIA erweist sich der Einsatz eines monospezifischen Antiserums gegen Faktor VIII. Dieses erhielten wir durch Absorption mit Plasmen von Patienten mit von Willebrand-Jürgens-Syndrom (diese Patienten besitzen äußerst geringe F VIII_{Ag}-Konzentrationen) und teilweise mit Fibrinogen. Obwohl das kontaminierende Fibrinogen mit dem Faktor VIII um die Bindungsstellen an der Matrix konkurriert und somit die Empfindlichkeit des Assays gemindert wird, zeichnet sich dieses Verfahren vor allem durch seine Praktikabilität aus, die für eine verbreitete Nutzung in der klinischen Routine von großer Bedeutung sein dürfte.

Der von uns entwickelte EIA hat gegenüber der gewöhnlich benutzten Laurell-Technik mehrere Vorteile. So ist der EIA mindestens um den Faktor 10 empfindlicher. Dies ist sowohl von großer Bedeutung für die Diagnostik des von Willebrand-Syndroms als auch für die Untersuchung der Mechanismen der arteriellen Thrombogenese. Weiterhin eröffnet die Anwendung des EIA einige labortechnische und ökonomische Vorteile im Vergleich zur EID. So ist der EIA relativ leicht zu mechanisieren und zu automatisieren, so daß größere Probenzahlen in kürzerer Zeit rationell bestimmt werden können. Die eingesetzten Materialien und Antiseren sind stabil und können über Monate verwendet werden. Der Materialbedarf und damit die Kosten liegen erheblich niedriger als in der EID. Während wir beispielsweise für die Bestimmung des F VIII_{Ag} mit der EID 5—10 µl Antiserum pro Probe benötigen, beträgt der Antiserumverbrauch in der von uns gewählten Variante des EIA 0,25 µl/pro Probe.

Literatur

[1] Gralnick, H. R., B. S. Coller, N. R. Shulman, J. C. Andersen u. M. Hilgartner: Ann. intern. Med. **86**, 598 (1977)

[2] Bloom, A. L., J. C. Giddings u. C. J. Wilks: Nature New Biol. **241**, 217 (1973)

[3] Jaffe, E. A., R. L. Nachman, C. G. Baker u. C. R. Minick: J. clin. Invest. **52**, 2745 (1973)

[4] Jaffe, E. A., L. W. Hoyer u. R. L. Nachman: J. clin. Invest. **52**, 2757 (1973)

[5] Shearn, S. A. M., T. R. Peake, J. C. Giddings, J. Humphrys u. A. L. Bloom: Thromb. Res. **11**, 43 (1977)

[6] LAURELL, C. B.: Anal. Biochem. 15, 45 (1966)
[7] ZIMMERMANN, T. S., L. W. HOYER, L. DICKSON u. T. S. EDGINGTON: J. Lab. clin. Med. 86, 152 (1975)
[8] HOYER, L. W.: J. Lab. clin. Med. 80, 822 (1972)
[9] BARTLETT, A., K. M. DORMANDY, C. M. HAWKEY, P. STABLEFORTH u. A. VOLLER: Br. med. J. 1, 994 (1976)
[10] MAZURIER, Cl., A. PARQUET-GERNEZ u. M. GOUDEMAND: Path. Biol., Paris 25, Suppl., 18 (1977); MAZURIER, Cl., A. PARQUET-GERNZE u. M. GOUDEMAND: Thromb. Haemostas. 43, 1 (1980)
[11] NESS, P. M., u. M. A. PERKINS: Thromb. Haemostas. 42, 848 (1979)
[12] YORDE, L. D., C. V. HUSSEY, D. E. YORDE u. E. A. SASSE: Clin. Chem. 25, 1924 (1979)
[13] SCHÖSSLER, W., M. STEPANAUSKAS, Chr. DITTRICH u. H. HEINE: Acta biol. med. gem. 41, 263 (1982)
[14] WEISS, H. J., L. L. PHILIPPS u. W. ROSNER: Thromb. Diath. haemorrh. 27, 212 (1972)
[15] MAURER, H. R.: Disc electrophoresis. Walter de Gruyter, Berlin, New York 1971
[16] STEIN, P.: Dte GesundhWes. 27, 2056 (1972)
[17] AMBROSIUS, H. in: Immunologische Arbeitsmethoden. 2. Aufl. H. FRIEMEL (Hrsg.). Fischer, Jena 1980
[18] Pharmacia Fine Chemicals: Affinity Chromatography 1979
[19] LOWRY, O. H., N. J. ROSEBROUGH, A. L. FARR u. R. J. RANDALL: J. biol. Chem. 193, 265 (1951)
[20] ENGVALL, E., u. P. PERLMANN: J. Immun. 109, 129 (1972)
[21] KÖHLER, A., K. JUNG u. M. PERGANDE: Zentbl. Pharm. 118, 923 (1979)
[22] HAUPTMAN, St. P., u. G. SOBCZAK: Nature, Lond. 263, 64 (1976)
[23] CROFTON, D. M., D. C. KILPATRICK u. A. G. LEITCH: Clinica chim. Acta 111, 257 (1981)
[24] SAUNDERS, G. C. in: Immunoassays in the Clinical Laboratory, R. M. NAKAMURA (Hrsg.). Alan R. Liss. Inc., New York 1979, S. 99
[25] SCHWICK, H.-G., u. H. HAUPT: Angew. Chem. 92, 83 (1980)
[26] KIRKWOOD, T. B. L., u. T. W. BARROWCLIFFE: Br. J. Haemat. 46, 483 (1980)
[27] BLOMBÄCK, B., u. M. BLOMBÄCK: Ark. Kemi 10, 415 (1957)
[28] WAGNER, R. H., W. D. MCLESTER, M. SMITH u. K. M. BRINKHOUSE: Thromb. Diath. haemorrh. 11, 64 (1964)
[29] HERSHGOLD, E. J., A. M. DAVISON u. M. E. JANSZEN: J. Lab. clin. Med. 77, 185 (1971)
[30] HERSHGOLD, E. J., J. G. POOL u. A. R. PAPPENHAGEN: J. Lab. clin. Med. 67, 23 (1966)
[31] KASS, L., P. O. RATNOFF u. M. A. LEON: J. clin. Invest. 48, 351 (1969)
[32] BUKURESTLIEV, A., Z. ANGELOVA u. T. LISSITSCHKOV: Folia haemat., Lpz. 103, 742 (1976)
[33] PAULSSEN, M. M. P., A. C. M. G. B. WOUTERLOOD u. H. L. M. A. SCHEFFERS: Thromb. Diath. haemorrh. 22, 557 (1969)
[34] MARCHESI, S. L., N. R. SHULMAN u. H. R. GRALNICK: J. clin. Invest. 51, 2151 (1972)
[35] VUKOVICH, Th., E. KOLLER u. W. DOLESCHEL: Folia haemat., Lpz. 107, 148 (1979)
[36] AUSTEN, D. E. G.: Br. J. Haemat. 43, 669 (1979)
[37] SCHWICK, H. G.: Blut 16, 150 (1967)

Summary

W. SCHÖSSLER, M. STEPANAUSKAS and CHR. DITTRICH, with collaboration of CHR. EICHHORN: Quantitative determination of factor VIII antigen with an enzyme-immunoassay

We describe an enzyme-immunoassay for the determination of factor VIII antigen. After representation of the isolation of proteins the enzyme-immunoassay is presented. The principle of the method is the following: Test plasma is mixed with rabbit antibody in excess and incubated at 37 °C. The incubation mixture is added to polystyrene tubes, which are coated with human factor VIII. The rabbit antibody is available to adhere to factor VIII coating the tube and can be detected with an enzyme-labeled antibody to rabbit IgG. This method is sensitive to $7.8 \cdot 10^{-3}$ U/ml factor VIII antigen; the variation coefficient is 10.9%.

Acta biol. med. germ., Band 41, Seite 705—713 (1982)

Academy of Sciences of the GDR, [1]Central Institute of Molecular Biology, Biomembrane Department, 1115 Berlin-Buch, and [2] Central Institute of Cancer Research, Department of Immunology, 1115 Berlin-Buch, GDR
[3] Academy of Agricultural Sciences of the GDR, Friedrich-Löffler-Institute for Research of Animal Diseases, Insel Riems, GDR

Differences of the in vitro reactivity of lymphocytes from normal and persistently lymphocytotic cows to enzootic bovine leukosis tumour membrane extracts as detected with the macrophage-electrophoretic mobility test

E. Ristau[1], B. Schlott[2], G. Gryschek[2], and W. Wittmann[3]

(Received July 9, 1981; in revised form March 2, 1982)

Summary

The response of peripheral blood lymphocytes from normal and persistently lymphocytotic cows to cell membranes and sodium cholate-extracted membrane proteins from normal and tumourous lymph nodes was tested with the macrophage-electrophoretic-mobility test with guinea pig peritoneal macrophages as indicator cells. Lymphocytes from 13 cows with persistent lymphocytosis (PL) showed a positive reaction with cholate extracts from tumour cell membranes. On the other hand, there was a negative reaction with corresponding extracts from normal lymph nodes for 11 animals. 4 of 10 hematologically normal cows also showed a positive reaction against tumour cell membrane extracts. One of these, however, thereafter developed antibodies against BLV glycoprotein gp 51. Using tumour cell membrane preparations as antigen, the 4 cows with PL tested also exhibited a positive reaction, whereas none of 3 hematologically normal cows showed any reactivity. As efforts to detect the main antigenic proteins of BLV (gp 51, p 24) in detergent extracts of tumour cell membranes proved unsuccessful, these findings are thought to provide evidence for the existence of a common non-viral antigen on cell membranes of bovine leukosis tumour cells.

Introduction

Enzootic bovine leukosis (EBL) is a disease of the lymphatic tissue and the most abundant form of leukosis in cattle. It is caused by bovine leukemia virus (BLV). In a certain percentage of the infected animals BLV infection results in the development of a persistent lymphocytosis of seemingly normal lymphocytes and/or in the formation of lymphosarcomas [1, 2]. The infected animals produce virus-specific antibodies which, however, do not prevent the onset of the tumour stage [3—5]. The search for immunological control of tumour growth, therefore, is gaining special importance [5, 6]. Our study aims to demonstrate the sensibilization of cows against cell membrane antigens from EBL tumour tissue using the MEM-technique. This technique, first described by Caspary and Field [7],

Abbreviations: EBL: enzootic bovine leukosis; PL: persistent lymphocytosis; BLV: bovine leukosis virus; MEM: macrophage-electrophoretic-mobility

is a sensitive method for the indirect demonstration of a cellular sensibilization against antigens. It has since been successfully applied to the detection of tumour-associated antigenic activities with an experimentally-derived sarcoma of the mouse [8, 9] as well as for tumour diagnosis in man [10, 11]. Therefore, the technique seemed well suited to test a possible sensibilization of peripheral blood lymphocytes of cows against EBL tumour membrane antigens.

Material and methods

Animals

Cows with persistent lymphocytosis and 8 hematologically normal animals were taken from a herd known to be grossly infected with BLV for years. Animals were taken to be in the stage of persistent lymphocytosis, if they showed blood leucocyte counts of over 12000/μl on two successive examinations with a minimal interval of three months. 6 normal cows were taken from a BLV-free reference herd.

Tissues

Tumours were taken from animals slaughtered because of generalized leukosis. Normal lymph nodes were obtained from calves coming from herds with only rare cases of leukosis.

Antigens

Plasma membranes were prepared by following in principle the procedure published by Ferber et al. [12]. Details of the procedure and characteristics of the preparations were as published by Böhmer et al. [13]. Tumour tissue was suspended 1 : 10 (w :v) with 0.3 M sucrose in 2.4 mM imidazole HCl buffer, *p*H 7.2, ground finely in a Potter homogenizer, and after addition of $MgCl_2$ to a final concentration of 20 mM, disintegrated in a nitrogen decompression bomb (Parr Model 4636) after incubation at 800 psi for 20 min. After addition of disodium EDTA to a final concentration of 30 mM the plasma membranes were sedimented at 40000 × *g* for 1 h. Plasma membranes from normal lymph nodes were prepared analogously, but with 150 mM NaCl in 10 mM Tris-HCl buffer, *p*H 7.4, and without nitrogen decompression. For extraction of proteins the cell membranes (1 mg protein/ml) were incubated at room temperature with 36 mM phosphate buffer, *p*H 7.5, containing 5% sodium cholate for 1 h. After cooling to 0 °C the mixture was centrifuged at 100000 × *g* for 1 h. The supernatants were dialyzed five times at 4 °C against a 20-fold excess of distilled water and thereafter twice against isotonic phosphate buffer, *p*H 7.2.

Lymphocytes

The isolation of lymphocytes from heparinized bovine blood followed a modification of the method given by Böyum [14]. The separation medium consisted of a mixture of 100 ml of a 6% solution of dextrane (spraydried dextrane, m.w. 60000; Serumwerke Bernburg) and 20 ml X-ray contrast medium (Visotrast 370), adjusted to a density of 1.077 with water. 4 ml of the blood (diluted 1 : 2 with isotonic phosphate buffer) were layered on top of 3 ml separation medium and centrifuged at 360 × *g* for 20 min and at 450 × *g* for 5 min. The lymphocyte layer at the interface was removed and washed three times with isotonic phosphate buffer.

MEM-test

$2 \cdot 10^6$ lymphocytes were incubated at 37 °C with 150—450 μg membrane protein in a volume of 2 ml for 70 min. The samples to be measured in the electrophoresis apparatus were coded so as to exclude subjective distortions of the results.
Thereafter the cells were spun down and the supernatants were incubated at room temperature with $7 \cdot 10^6$ peritoneal macrophages per ml for 90 min. The macrophages were obtained from paraffin oil-stimulated guinea pigs. The mobility of the macrophages was then measured in a cytopherometer (Opton, FRG). Controls contained lymphocytes and macrophages without antigen. As usual, a decrease of macrophage mobility of more than 5% was defined

to represent a positive reaction. A possibly toxic action of the antigen preparations on the macrophages influencing their mobility has been meticulously excluded experimentally.

Agar gel immunodiffusion test

Immunodiffusion analysis of BLV-antigen occurrence in the membrane extracts was performed in 1% Difco Nobel Agar in 0.05 M Tris-HCl buffer, *p*H 7.2, containing 8.5% NaCl. The antigen mixture containing BLV p 24 and gp 51 was produced in the Friedrich-Löffler-Institute, Insel Riems [15]. The Triton X-100 extracts from cell membranes contained 1.7 mg protein/ml. 70 µl each of antigen and antiserum were taken for analysis. The antiserum against BLV gp 51 and p 24 was obtained from a cow in the stage of persistent lymphocytosis.

Results

Sodium cholate extracts from 4 different tumours and normal lymph nodes, respectively, and cell membrane preparations from 3 different tumours were used as antigens and incubated with lymphocytes from hematologically normal animals and animals with persistent lymphocytosis. The supernatants were then tested for their influence on the electrophoretic mobility of guinea pig macrophages. As shown in Table 1, lymphocytes from animals with PL reacted against components of the cell membranes of EBL tumour cells, whereas there was no reaction against an extract from normal lymph node cell membranes. As further demonstrated in Table 1, four of the 10 hematologically normal animals gave a positive test result indicating lymphocyte reactivity against the tumour membrane extract. Reactivity of lymphocytes of PL animals against three membrane extracts from two different tumours was shown to depend on the antigen concentration (Table 2), with an optimum at 150 µg protein per ml. Higher concentrations, without being cytotoxic, induced again a decrease in reactivity. No such dependence on concentration was seen when using cell membrane preparations instead of membrane extracts (Table 3). Variations in antigen concentration did not influence the nonreactivity of lymphocytes from hematologically normal animals against both tumour membranes (Table 3) and membrane extracts (Table 2). In the case of tumour membranes two isolated and unrelated determinations out of 17 gave a positive result. The test results with the optimum antigen concentration of 150 µg membrane protein per ml are summarized in Table 4.

To check viral antigens as a cause for the reactivity, Triton X-100 extracts of tumour cell membranes were allowed to react with an antiserum containing precipitating antibodies against BLV antigens gp 51 and p 24 in the agar gel immunodiffusion test. In this test no bands identical with gp 51 or p 24 could be observed. Additionally, threefold absorption of the antiserum with high amounts of tumour or normal cell membrane extracts (2 mg membrane protein per ml antiserum) did not influence the reactivity of the antiserum with the viral antigens. gp 51 radioimmunoassay was not available for us to give most precise information about the presence of viral antigens in our preparations but using p 24 RIA it was found that this antigen is not detectable neither in the homogenates nor in the cell membrane fraction or cytoplasm. (H. Fiebach, personal communication).

Table 1

Reactivity of lymphocytes from 9 animals with persistent lymphocytosis and 10 hematologically normal animals against a cholate extract from EBL tumour cell membranes, and of 11 animals with persistent lymphocytosis against a cholate extract from normal lymph node cell membranes.

Values given as percent inhibition of macrophage electrophoretic mobility, effected by 150 µg extract protein per ml as compared with controls (see methods) are means of 6 determinations for each animal.

Cholate extract from tumour cell membranes				Cholate extract from normal lymph node cell membranes	
Lymphocytes obtained from				Lymphocytes obtained from	
persistently lymphocytotic animals		hematologically normal animals		persistently lymphocytotic animals	
Cow No.	inhibition (%)	Cow No.	Inhibition (%)	Cow No.	Inhibition (%)
534	15.2	12/2[1]	− 1.9	33141	−1.3
705	14.0	12/3[1]	− 2.7	33145	−0.4
762	9.6	7863[1]	− 2.1	33177	−3.8
769	9.1	8288[1]	− 1.6	33566	−1.4
33360	10.5	33518	1.5	33854	0.3
33395	10.7	33601	13.0	44092	−0.5
33563	9.8	54545	9.5	54184	4.7
33677	7.5	64582[1]	3.9	54315	1.2
33764	13.2	64599[1]	8.3	54351	−1.9
		64597[1]	10.3	54424	−0.1
				54476	2.2
Mean ± SD	11.2 ± 2.5	Mean ± SD	3.8 ± 6.0	Mean ± SD	0.2 ± 2.6
		without positives:	−0.5 ± 2.6		
		positives alone:	10.3 ± 2.0		

[1] No antibodies against BLV at the time of investigation

Table 2

Reactivity of lymphocytes from 4 animals with persistent lymphocytosis and from 4 hematologically normal animals against 3 cholate extracts from EBL tumour cell membranes in dependence on membrane protein concentration.

Values given as percent inhibition of macrophage electrophoretic mobility as compared with controls (see methods) are means of two determinations each. n.t. = not tested.

Membrane protein concentration (µg/ml)	Lymphocytes obtained from: animals with persistent lymphocytosis					hematologically normal animals				
	Cow No.	Cholate extracts No. 37−1	37−2	38	Mean ± SD	Cow No.	Cholate extracts No. 37−1	37−2	38	Mean ± SD
75	44136	−3.5	2.3	0.8		33632	−2.5	−4.1	3.1	
	54312	2.0	−2.9	4.2		44067	1.4	−1.2	−0.3	−0.4 ± 3.0
	54462	2.0	−2.7	1.5	0.6 ± 0.6	54452	−2.1	1.4	3.9	
	54531	−1.3	3.5	n.t.		54510	−5.4	2.4	−2.2	
	44136	10.7	15.4	2.8		33632	−3.8	−1.5	−0.8	
	54312	14.9	6.0	14.0	10.6±1.8	44067	5.0	1.2	1.2	−0.7 ± 2.7
150	54462	13.3	5.0	15.2		54452	−3.7	−3.0	2.2	
	54531	11.9	11.2	n.t.		54510	−0.3	−2.4	−2.5	
	44136	3.0	5.5	−2.3		33632	−6.4	0.8	2.4	
	54312	4.1	7.6	1.4	5.2 ± 4.3	44067	2.0	n.t.	4.6	−0.3 ± 3.4
225	54462	9.7	−3.9	2.5		54452	−2.4	3.6	−3.0	
	54531	10.3	11.5	n.t.		54510	0.0	−3.5	−0.9	

Table 3

Reactivity of lymphocytes from 4 animals with persistent lymphocytosis and from 3 hematologically normal animals against cell membranes from EBL tumour cells in dependence on antigen concentration.

Values given as percent inhibition of macrophage electrophoretic mobility as compared with controls (see methods) are means of two determinations each. n.t. = not tested.

Membrane protein concentration (µg/ml)	Lymphocytes obtained from: animals with persistent lymphocytosis					hematologically normal animals			
		Membrane preparation No.					Membrane preparation No.		
	Cow No.	32	33	34	Mean ± SD	Cow No.	32	33	Mean ± SD
	565	7.6	17.8	n.t.		33632	3.4	0.0	
	44106	n.t.	n.t.	4.9		44067	−4.9	5.7	
75	54012	6.7	14.8	n.t.	10.3 ± 5.0	54510	−3.0	−6.1	−0.8 ± 4.7
	54462	n.t.	n.t.	10.2					
	565	16.0	17.6	14.0		33632	5.9	−1.7	
	44106	n.t.	n.t.	5.6		44067	−6.7	0.8	
150	54012	11.2	13.6	n.t.	13.1 ± 3.9	54510	−1.6	0.0	−0.6 + 4.1
	54462	n.t.	n.t.	14.0					
	565	14.4	n.t.	18.7		33632	1.4	n.t.	
225	44106	n.t.	n.t.	n.t.	13.4 ± 5.5	44067	0.3	−0.6	
	54012	9.3	6.2	n.t.		54510	−1.7	−2.3	
	54462	n.t.	n.t.	18.2					

Table 4
Summary of MEM-test experiments demonstrating cellular reactivity in cattle against an EBL cell membrane antigen.
The values in each case represent: Number of animals with positive reactivity/ total number of animals tested; mean ± SD of percent inhibition of macrophage electrophoretic mobility.

Antigen preparation (150 μg membrane protein/ml)	Lymphocytes taken from	
	cows with persistent lymphocytosis	hematologically normal cows
Tumour cell membranes	4/4 13.1 ± 3.9	0/3 −0.6 ± 4.1
Cholate extracts from tumour cell membranes	13/13 10.9 ± 2.3	4/14 2.5 ± 5.5
Cholate extracts from normal cell membranes	0/11 0.2 ± 2.2	– –

Discussion

The experiments demonstrate an in vivo sensibilization of bovine lymphocytes against cell membrane components of EBL tumour cells even at a stage at which no tumour can be detected, and in most cases will never occur, as only 15% of PL animals will ever develop a tumour [1].

This sensibilization reaction seems to be directed against tumour-associated membrane components as there is no reaction with cell membranes from normal lymphoid tissue. It is furthermore connected with virus-induced changes in lymphocyte membranes, as lymphocytes from clinically healthy, hematologically normal animals do not react to the tumour membrane extracts. There were, however, deviations. As shown in Tables 1—3, 2 of 27 determinations gave a false negative result, and five out of 28 determinations were falsely positive. In three of the cases tested further (the two false negatives and one of the false positives), lymphocytes from these animals gave the opposite (expected) result in parallel determinations with another antigen preparation or concentration. Of the other four positively reacting control animals — all strongly positive as shown in Table 1 — two were from a control group, which at the time of the test and up to one year thereafter, never showed antibodies against BLV gp 51 and p 24. Because of this obvious absence of BLV infection, these animals clearly have to be classified as false positives. The other two animals were selected from a highly BLV-infected herd by normal blood leucocyte count only. They were not tested serologically, but BLV infection at the time of the test must be rated as highly probable. One of these animals has meanwhile been shown to produce antibodies against gp 51. So, as we think, these aberrant results do not invalidate the general conclusions to be drawn from the experiments. The general reactivity of the lymphocytes of genetically differing cows against extracts of several allogeneic tumours from different animals speaks in favour of the presence of common antigenic component(s) in the lymphosarcomas differing histologically [16]. So, the only common cause imaginable for their appearance on the cell surfaces seems to be virus integration. Expression of virus-coded proteins, especially of gp 51, at the cell surface would be the easiest explanation. We were, however, unable to detect viral proteins in the isolated membranes and in membrane extracts.

This is in agreement with findings described in the literature that viral proteins are produced and incorporated into the cell membranes in vivo neither by BLV-infected peripheral blood lymphocytes nor by tumour cells [17, 18]. One reasonable explanation remaining seems to be that integration of viral cDNA into the cell genome leads to the expression of a new common antigenic determinant at the cell surface. A well studied example of this kind is the feline oncornavirus-induced cell membrane antigen (FOCMA) [19]. The biochemical equivalent of such an antigen could be anything between a normal membrane glycoprotein with only one oligosaccharide side chain changed due to virus-induced changes in oligosaccharide biosynthesis up to an entirely new protein. The reappearance of cell surface proteins related to the fetal development of the cell type in question as a consequence of transformation seems to be a rather frequent event, as deduced from the reexpression of fetal antigens on tumour cells [20]. Fetal antigens as well as cell type specific antigens could likewise be responsible for the sensibilisation of the lymphocytes. Additional experiments are needed to reveal the biochemical nature of the antigen.

The reactivity against the tumour membranes seems to be higher than against the cholate extracts. Furthermore, the reactivity against the cholate extracts shows a distinct concentration optimum, which is not apparent with the cell membranes. This seems to exclude the possibility of the lower reactivity towards the cholate extracts at 75 μg protein per ml as compared with the membranes being due to incomplete extraction of the antigenic protein by the cholate. Cholate has been shown to solubilize not all membrane proteins equally well. Especially the high-molecular-weight glycoproteins are not well extracted. Nevertheless, cholate is one of the detergents best suited for antigen extraction, as it can be quickly removed by dialysis. This avoids toxic effects on lymphocytes and macrophages observed with other detergents.

The experiments described above provide evidence for the existence of a common non-viral, but presumably virus-induced antigen on cell membranes of EBL tumour cells. This extends findings of Hollinshead and Valli [21], who detected delayed skin reactivity against proteins extracted from tumour membranes in cows with lymphosarcomas, and of Onuma and Olson [22], who characterized non-viral cytoplasmatic and membrane antigens in tumour cells of animals with lymphosarcoma, as well as in peripheral blood lymphocytes of non-tumourous BLV-infected animals [23].

Whether these antigens are identical with those eliciting lymphocyte sensibility, can only be decided by extraction and characterization of the underlying proteins. If this antigenic activity indicates transformation of bovine lymphoid cells by BLV, it should be of considerable practical interest, especially as FOCMA has proven valuable in immunization experiments in cats. For a more detailed analysis, however, the MEM-test, which is rather expensive and time consuming, will have to be replaced by another method to demonstrate lymphocyte sensibilization, as for instance the lymphocyte adherence inhibition (LAI) test.

Acknowledgementss

We are indebted to Dr. Ebertus, Dr. Dassler and Prof. v. Baehr for collecting tumorous and normal lymph nodes. We thank Dr. Reiss and Mrs. Kaiser for their help in bleeding the animals. We thank Dr. Schön for revising and translating the manuscript.

References

[1] FERRER, J. P., R. R. MARSHAK, D. A. ABT, and S. J. KENYON: Ann. Rech. Vet. 9, 851 (1978)

[2] WITTMANN, W., and D. URBANECK in: Handbuch der Virusinfektionen bei Tieren. Vol. 5/1, p. 41. H. RÖHRER (Ed.). Fischer Verlag, Jena 1969

[3] LEVY, D., L. DESHAYES, A. L. PARODI, J. P. LEVY, J. R. STEPHENSON, S. G. DEVARE, and R. V. GILDEN: Int. J. Cancer 20, 543 (1977)

[4] DEVARE, S. G., S. CHANDER, S. SAMAGH, and J. R. STEPHENSON: J. Immun. 119, 277 (1977)

[5] DESHAYES, L., D. LEVY, A. L. PARODI, and J. P. LEVY: Int. J. Cancer 25, 503 (1980)

[6] BEX, T., C. BRUCK, M. MAMMERICKX, D. PORTETELLE, J. GHYSDAEL, Y. GLENTER, M. LECLERQ, D. DEKEGEL, and A. BURNY: Cancer Res. 39, 1118 (1979)

[7] CASPARY, E. A., and E. J. FIELD: Ann. N. Y. Acad. Sci. 122, 182 (1965)

[8] WERNER, H., H.-L. JENSSEN, H. KÖHLER, B. v. BROEN, G. PASTERNAK, and L. PASTERNAK: Eur. J. Cancer 14, 485 (1978)

[9] RISTAU, E., R. SCHÖN, B. SCHLOTT, and B. v. BROEN: Acta biol. med. germ. 39, 315 (1980)

[10] FIELD, E. J., and E. A. CASPARI: Lancet 1970/II, 1337

[11] MÜLLER, M., J. IRMSCHER, R. FISCHER, and H. GROSSMANN: Dte GesundhWes. 30, 1836 (1975)

[12] FERBER, E., K. RESCH, D. F. H. WALLACH, and W. IMM: Biochim. biophys. Acta 266, 494 (1972)

[13] BÖHMER, F.-D., R. SAMTLEBEN and R. SCHÖN: Acta biol. med. germ. 41, 145 (1982)

[14] BÖYUM, A.: Scand. J. clin. Lab. Invest. 21, Suppl. 97, 77 (1968)

[15] WITTMANN, W., Ht. LIEBERMANN, E. STARICK, K. H. KLUGE, and H. LIEBERMANN: Mh. VetMed (in press)

[16] PARODI, A. L., M. MIALOT, F. CRESPEAU, D. LEVY, H. SALMON, N. NOGUES, and R. GERARD-MARCHAND: Proceeding of the IVth International Symposium on Bovine Leukosis, Bologna 1980, p 24

[17] DRISCOLL, D. M., and C. OLSON: Am. J. Vet. Res. 38, 1897 (1977)

[18] PORTETELLE, D., C. BRUCK, A. BURNY, D. DEKEGEL, M. MAMMERICKX, and J. URBAIN: Ann. Rech. Vet. 9, 667 (1977)

[19] SNYDER, H. W., W.-D. HARDY, E. E. ZUCKERMANN, and E. FLEISSNER: Nature, Lond. 275, 656 (1978)

[20] IBSEN, K. H., and W. H. FISHMAN: Biochim. biophys. Acta 560, 243 (1979)

[21] HOLLINSHEAD, A. C., and V. E. VALLI: Biblthca haemat. 43, 369 (1975)

[22] ONUMA, M., and C. OLSON: Cancer Res. 37, 3249 (1977)

[23] ONUMA, M., J. TAKASHIMA, and C. OLSON: Ann. Rech. Vet. 9, 825 (1978)

Zusammenfassung

E. RISTAU, B. SCHLOTT, G. GRYSCHEK und W. WITTMANN: Unterschiede in der Reaktivität der Lymphozyten normaler und persistent lymphozytotischer Rinder mit Plasmamembranextrakten aus tumorösen Lymphknoten im Makrophagen-Elektrophorese-Mobilitäts-Test

Es wurde die Reaktivität peripherer Blutlymphozyten von Tieren mit persistierender Lymphozytose und von hämatologisch normalen Rindern gegen allogene Präparate aus Tumoren und leukosefreien Lymphknoten mittels MEM-Test mit Peritonealmakrophagen von Meerschweinchen als Indikatorzellen untersucht. Als Antigene wurden Zellmembranpräparate aus Tumoren und Natriumcholatextrakte aus Tumor- und Normalgewebezellmembranen benutzt.

Tiere mit persistierender Lymphozytose zeigten eine positive Reaktion mit Cholatextrakten aus Tumorzellmembranen (n = 13) bzw. mit Tumorzellmembranen selbst (n = 4), während mit Cholatextrakten aus leukosefreien Lymphknoten negative Resultate erhalten wurden (n = 11). Von den hämatologisch negativen Tieren reagierten 4 von 14 positiv mit Cholatextrakt aus Tumorzellmembranen und keines (n = 3) mit den Tumorzellen selbst. Versuche zum Nachweis der BLV-Strukturproteine p 24 und gp 51 in Triton X-100-Extrakten aus Tumorzellmembranen waren negativ. Die Resultate dieser Untersuchungen sprechen für die Existenz von gemeinsamem, membranassoziiertem nichtviralem Antigen auf Tumorzellen der enzootischen Rinderleukose.

Kurzmitteilungen

Acta biol. med. germ., Band 41, Seite 715—719 (1982)

Institut für Physiologische Chemie der Medizinischen Akademie Magdeburg, 3090 Magdeburg

Zum Einfluß der Temperaturerniedrigung auf die Intaktheit der Zellmembran ejakulierter Bullenspermien

W. Halangk, K. Frank und R. Bohnensack

(Eingegangen am 20. Januar 1982)

Summary

Respiration of washed ejaculated bull spermatozoa with exogenous succinate is drastically increased after a sudden cooling of spermatozoa (cold shock). Loss of intactness of the cellular membrane occurs in a small temperature range between about 16 °C and 8 °C. A low cooling rate in the critical temperature range connected with a sufficient equilibration time at this temperatures strongly restricts the damage of the spermatozoal membrane.

Spermien weisen im Gegensatz zur Vielzahl anderer Zellspezies das Phänomen des sogenannten Kälteschocks auf. Die Spermien erleiden bei plötzlicher Abkühlung auf Temperaturen von 0 °C bis 4 °C einen irreversiblen Verlust ihrer Vitalität [1]. Ejakulierte Bullenspermien zählen zu den Zellen, bei denen dieses Phänomen in besonderem Maße ausgeprägt ist. Zu den kälteschockbedingten Auswirkungen gehören der Austritt intrazellulärer Enzyme [2, 3], die Permeabilitätserhöhung der Zellmembran für Kationen [4], der Verlust von Lipidkomponenten der Membran [5] und drastische Veränderungen im Adeninnukleotidmuster der Zellen [1, 6]. In welchem Temperaturbereich die eigentliche Schädigung einsetzt, ist nach unserem Wissen bisher nicht systematisch untersucht worden. Der durch Kälteschock verursachte Vitalitätsverlust läßt sich quantitativ über die Veratmung exogen zugesetzten Sukzinats erfassen [6]. Wir benutzten diese Methode, um den schädigenden Einfluß der Temperaturerniedrigung detaillierter zu verfolgen.

Frisch ejakulierte Bullenspermien (1 h nach Ejakulation) wurden durch Zentrifugation für 6 min bei $800 \times g$ vom Seminalplasma abgetrennt und danach bei gleichen Zentrifugationsbedingungen in einem Medium von 120 mM NaCl, 50 mM Hepes/NaOH, *p*H 7,4 gewaschen und auf das Ausgangsvolumen resuspendiert. Spermienkonzentrationen wurden über das Spermatokritverfahren nach Becker [7] bestimmt. Die Ermittlung des Anteils intakter Bullenspermien erfolgte anhand der Veratmung exogen zugesetzten Sukzinats [6]. Dabei entspricht das Verhältnis der Atmungsgeschwindigkeiten vor und nach Zugabe des Deter-

gens Digitonin dem Schädigungsgrad der Spermienprobe, wobei der durch die endogene Atmung der Zellen hervorgerufene Sauerstoffverbrauch durch Atmungshemmung mit Rotenon weitestgehend auszuschalten ist. Der Sauerstoffverbrauch wurde polarographisch mit einer Clark-Elektrode bei 38 °C registriert.
Zur Erfassung des kritischen Temperaturbereichs für die durch den Kälteschock bedingte Schädigung wurden Spermien von 38 °C auf unterschiedliche Temperaturen abgekühlt. Die Proben wurden für 5 min bei diesen Temperaturen äquilibriert und danach die Schädigung bestimmt. Abb. 1 zeigt für 6 untersuchte Spermienproben einen deutlichen Verlust der Intaktheit nach Abkühlung auf Temperaturen unterhalb von 16 °C. Im Temperaturbereich zwischen 38 °C und 16 °C erleiden die Spermien dagegen keine meßbare Erhöhung der Membranschädigung, was zusätzlich an einer Reihe von Ejakulaten gesichert werden konnte (n = 17; *t*-Test, $p < 0{,}05$).

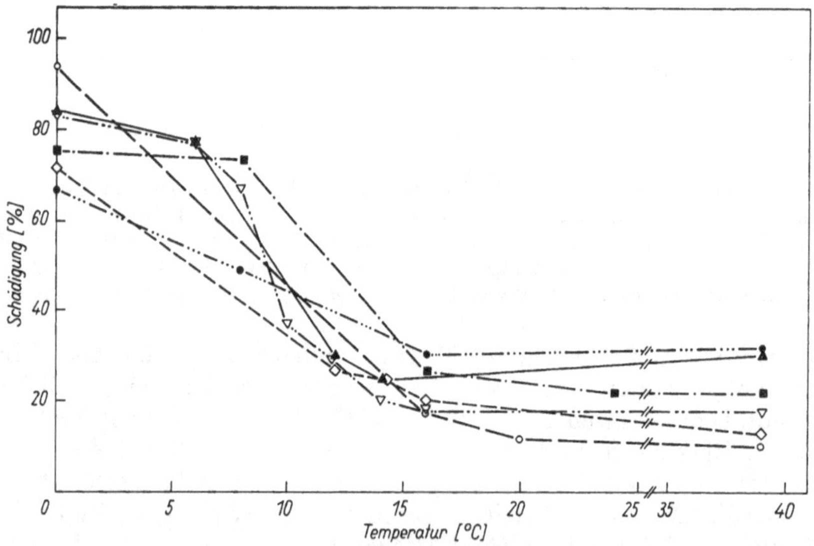

Abb. 1. Schädigungsgrad von Spermien nach sprunghafter Abkühlung auf Temperaturen unterhalb 38 °C.
Gewaschene Bullenspermien wurden von 38 °C auf die angegebenen Temperaturen direkt abgekühlt, indem die Suspension in vortemperierte Gefäße überführt wurde. Vor der Probennahme zur Bestimmung des Schädigungsgrades erfolgte eine 5minütige Äquilibrierung. Die einzelnen Kurven repräsentieren das Verhalten 6 individueller Ejakulate.

Nach dem in der Abbildung dargestellten Verhalten der Spermienproben muß man für das Auftreten der stärksten Schädigung einen sehr engen Temperaturbereich zwischen etwa 12 °C und 8 °C annehmen. Dies kommt darin zum Ausdruck, daß das volle Ausmaß der Schädigung bei Temperaturen wenig unter 10 °C erreicht ist.
Eine rasche Abkühlung auf 16 °C stellt für die Zellen eine unkritische Behandlung dar und würde für einen nachfolgenden Kälteschockschritt die zu überwindende Temperaturdifferenz verringern. Ein Vergleich der Werte in Tab. 1 (Zeile 1 und 2) zeigt, daß eine Zwischentemperierung bei 16 °C tatsächlich zu einer geringeren

Tabelle 1

Einfluß des Abkühlregimes auf die Intaktheit von Bullenspermien.

Gewaschene Bullenspermien wurden bei 38 °C aufbewahrt. Dem Kälteschock wurden die Zellen durch direkte Überführung in eisgekühlte Gefäße unterzogen. Einmalige Zwischeninkubation beinhaltete eine Zwischenäquilibrierung bei 16 °C für 5 min vor dem Einbringen in eisgekühlte Gefäße. Für die zweimalige Zwischeninkubation erfolgte nach der 5minütigen Äquilibrierung bei 16 °C eine kontinuierliche Abkühlung auf 13 °C (0,1 °C/min) und eine Äquilibrierung für 90 min bei dieser Temperatur. Danach wurden die Zellen in eisgekühlte Gefäße überführt und für 5 min aufbewahrt. Der Schädigungsgrad (Sukzinattest) wurde nach Beendigung der Äquilibrierung bei den jeweiligen Temperaturen bestimmt. Angegeben sind Mittelwert ± Standardabweichung ($x \pm s$).

Abkühlregime	Schädigungsgrad (%) bei Inkubationstemperaturen von			
	38 °C	16 °C	13 °C	0 °C
Kälteschock (n = 27)	19 ± 7 ——————→			77 ± 10
Einmalige Zwischeninkubation (n = 17)	17 ± 7 ——→	18 ± 6 ——————→		58 ± 10
Zweimalige Zwischeninkubation (n = 13)	19 ± 7 ——→	19 ± 7 →	25 ± 6 →	30 ± 8
		(n = 10)		

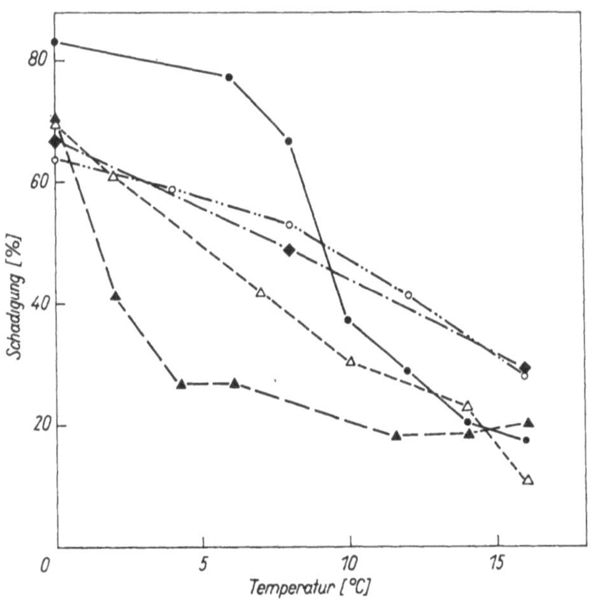

Abb. 2. Schädigung von Spermien nach kontinuierlicher Abkühlung von 16 °C auf 0 °C.

Gewaschene Spermienproben wurden rasch auf 16 °C abgekühlt und 5 min äquilibriert (vgl. Abb. 1). Danach wurde mit unterschiedlicher Abkühlungsrate bis 0 °C weiter abgekühlt: ▲ 0,2 °C/min; △ 0,3 °C/min; ◆ 0,4 °C/min; ● 0,8 °C/min; ○ 1,6 °C/min. Die kontinuierliche Abkühlung erfolgte in einem Ultra-Kryostaten (Typ Mk 70) durch konstanten Vortrieb des Kontaktthermometers.

Schädigung bei nachfolgender Eisbadbehandlung führt. Hierbei ist hervorzuheben, daß die Spermienproben auch nach Kälteschockbehandlung noch einen erheblichen Anteil intakter Zellen aufweisen. Ein sehr langsames Durchlaufen des kritischen Temperaturbereiches mit einer minimalen Abkühlungsrate von 0,2 °C/min verhindert die durch die Abkühlung bedingte Schädigung nicht (Abb. 2).

Weitere Untersuchungen zeigten, daß eine äußerst langsame Überwindung des kritischen Temperaturbereichs mit einer anschließenden längerzeitigen Äquilibrierung in diesem Bereich den schädigenden Effekt einer nachfolgenden plötzlichen Abkühlung weitgehend verhindert. Abb. 3 zeigt, daß 90 min als Äquilibrierungszeit bei 13 °C dafür ausreichend sind. Die Werte in Tab. 1 (Zeile 3) veranschaulichen dies für eine größere Anzahl von Ejakulaten.

Nach unseren Untersuchungen vollziehen sich die beim Kälteschock auftretenden Schädigungen in einem eng umgrenzten Temperaturbereich, etwa im Bereich von 16 °C bis 8 °C. Die von uns gewählten Versuchsbedingungen (polarographische Atmungsmessung stets bei 38 °C) erlauben zudem die Aussage, daß eine äußerst schnelle Überwindung des kritischen Temperaturbereichs bei Temperaturerhöhung ohne Einfluß auf die Membranintaktheit ist. Nach Untersuchungen an künstlichen Phospholipidmembranen und biologischen Membranen vollziehen sich bei Temperaturveränderungen Strukturumwandlungen in der Mem-

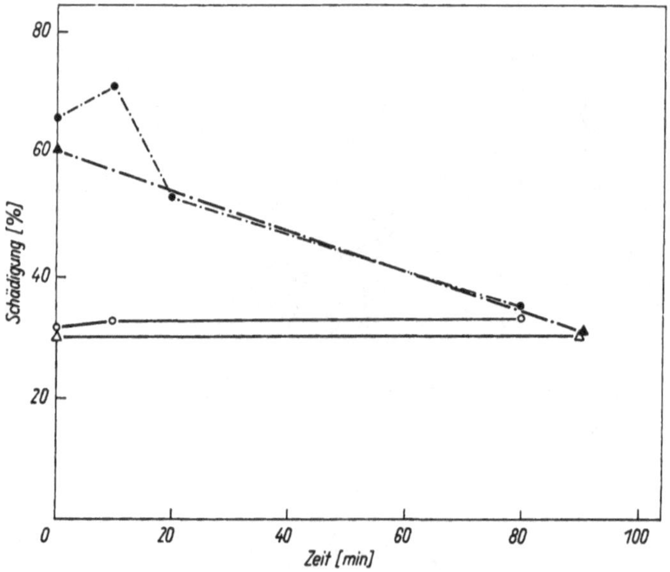

Abb. 3. Ausmaß der Schädigungszunahme von Spermien bei plötzlicher Abkühlung auf 0 °C nach vorheriger Äquilibrierung bei 13 °C.
Zwei Spermienproben wurden rasch auf 16 °C abgekühlt und 5 min äquilibriert. Anschließend erfolgte eine kontinuierliche Abkühlung auf 13 °C innerhalb von 30 min (vgl. Abb. 2). Über die angegebene Äquilibrierungszeit bei 13 °C wurde der Schädigungsgrad kontrolliert (○, △). Zu den angegebenen Zeitpunkten wurden aus den Inkubationen bei 13 °C Proben entnommen und plötzlich auf 0 °C abgekühlt (Überführung in eisgekühlte Gefäße). Nach 5minütiger Äquilibrierung bei 0 °C wurde die Schädigung bestimmt (●, ▲).

bran [8—10]. Eine veränderte Fluidität der Lipidkomponenten beeinflußt auch die Eigenschaft membrangebundener Prozesse [11, 12]. Es ist daher anzunehmen, daß auch in der Spermienmembran bei Temperaturerniedrigung Umordnungsphänomene der Membrankomponenten stattfinden, die verantwortlich für die kälteschockbedingten Schädigungen sind. Meßbarer Ausdruck dessen ist der Verlust der natürlichen Permeabilitätseigenschaften der Zellmembran [1, 4, 6]. Andererseits ist es nach unseren Untersuchungen möglich, gewaschene Bullenspermien ohne wesentlichen Verlust ihrer Intaktheit auf 0 °C abzukühlen, wobei sich ein Zusatz membranstabilisierender oder anderer protektiver Substanzen als nicht notwendig erwies. Anscheinend kommt es innerhalb des kritischen Temperaturbereichs zu einer Labilisierung der Membranstruktur. Eine Temperaturerhöhung bewirkt eine Wiederherstellung der stabilen Membrankonfiguration, eine plötzliche Abkühlung läßt keine stabile Struktur zu und bedeutet den Verlust der Intaktheit. Bei einer ausreichenden Äquilibrierungszeit im kritischen Temperaturbereich sind offenbar Umstrukturierungen möglich, die zu einem neuen stabilen Zustand führen, der auch eine nachfolgende Eisbadbehandlung zu tolerieren vermag.

Die Autoren danken Prof. Dr. W. Kunz für die Hilfe bei der Abfassung des Manuskripts.

Literatur

[1] Mann, T., u. C. Lutwak-Mann: Archo Sci. biol. **39**, 578 (1955)
[2] Harrison, R. A. P., u. I. G. White: J. Reprod. Fert. **30**, 105 (1972)
[3] Roychoudhury, P. N., P. K. Pareek u. H. C. Gowda: Andrologia **6**, 315 (1974)
[4] Quinn, P. J., u. I. G. White: J. Reprod. Fert. **12**, 263 (1966)
[5] Darin-Benett, A., A. Poulos u. I. G. White: Aust. J. biol. Sci. **26**, 1409 (1973)
[6] Halangk, W., R. Bohnensack u. W. Kunz: Acta biol. med. germ. **39**, 791 (1980)
[7] Becker, S.: Arch. exp. VetMed. **32**, 35 (1978)
[8] Träuble, H. in: Biomembranes. Bd. **3**, S. 197. F. Kreuzer u. J. F. G. Slegers (Hrsg.). Plenum Press, New York 1971
[9] Chapman, D., J. Urbina u. Keough: J. biol. Chem. **249**, 2512 (1974)
[10] Blazyk, J. F., u. J. M. Steim: Biochim. biophys. Acta **266**, 737 (1972)
[11] Lyons, J. M., u. J. K. Raison: Pl. Physiol. **45**, 386 (1970)
[12] Wodtke, E.: J. comp. Physiol. **110**, 145 (1976)

Acta biol. med. germ., Band 41, Seite 721–723 (1982)

Institut für experimentelle Endokrinologie und
Institut für Pharmakologie und Toxikologie, Bereich Medizin (Charité)
der Humboldt-Universität, 1040 Berlin, DDR

Acetylcholine concentrations in the developing brain appear to affect emotionality and mental capacity in later life

G. Dörner, R. Bluth, and Renate Tönjes

(Received January 29, 1982)

Summary

A decrease of the acetylcholine concentration in the brain of infantile rats was induced by maternal deprivation in neonatal life, which was associated with emotional and mental ill-effects in later life. The decreased acetylcholine concentration in the infantile brain as well as the permanent emotional and mental ill-effects, which were produced by neonatal deprivation, could be prevented by neonatal administration of the acetylcholinesterase inhibitor pyridostigmine. These findings suggest that acetylcholine can be considered as an important, environment-dependent local organizer of the brain.

Introduction

Several findings indicate that neurotransmitters are not only effective as activators but also as organizers of the brain. Psychotropic drugs, which are known to affect neurotransmitter metabolism in the brain, were found to produce permanent negative or even positive changes of sexual behaviour, emotionality, exploratory behaviour and conditioned learning behaviour, when administered during critical periods of brain development in rats [1–3]. Such permanent behavioural changes were associated with permanent structural and biochemical alterations in the brain [4]. Interestingly enough, the learning capability and memory capacity were found to be permanently improved by administration of the acetylcholinesterase inhibitor pyridostigmine, when given in newborn rats which were reared in a standard colony, i.e., in a relatively impoverished environment [2].

Moreover, permanent mental and emotional ill-effects of the brain, produced by maternal deprivation of newborn rats, could be prevented by pyridostigmine, when administered during the first two weeks of life. In view of these findings, teratogenic emotional and mental ill-effects, produced by psychosocial and/or nutritional deprivation during brain development, appeared to be preventable by correcting abnormal neurotransmitter concentrations and/or turnover rates during this critical period of brain organization.

In this study, two additional questions should be answered: 1. Does maternal deprivation, i.e. psychosocial plus nutritional deprivation, from the 3rd to 10th day of life result in decreased acetylcholine concentrations in the brain? 2. Can a decreased acetylcholine concentration in the brain, possibly induced by maternal deprivation during neonatal life, be prevented by simultaneous administration of the acetylcholinesterase inhibitor pyridostigmine?

Materials and methods

Wistar rats (institute colony strain) were maintained in a temperature-controlled room (24–26 °C) and a 12:12 reversed light/dark cycle (light on 5 p.m. to 5 a.m.). On the day of birth, the pups were adjusted to 9 rats. To produce maternal deprivation, 5 animals per litter were randomly separated from their mothers from the 3rd to 10th day of life between 4 p.m. and 8 a.m. each day. The animals were separated as litters in 12 × 12 × 12 cm wire-mesh cages covered with paper and cellu-cotton on the floor. Some rats separated equally were subcutaneously injected each morning during the first 10 days of life with 0.05 ml saline as solvent containing pyridostigmine (1 µg daily for 4 days and 5 µg daily for further 6 days).
At the 10th day of age, the animals were sacrificed by immersion in liquid N_2 for 5 s. The brains were rapidly removed and prepared on ice-cooled Petri dishes. The occipital cortex and the hypothalamus were dissected, weighed an homogenized in ice cold 1 N formic acid/acetone (15/85). 0.5 ml solution was used for about 25 mg tissue, and the homogenizer was then cleaned twice with 0.5 ml formic acid/acetone. Acetylcholine (ACh) was determined by a radiochemical method as recently described by Bluth et al. [5], 2 h after the last injection of pyridostigmine.

Results and discussion

The following findings were obtained (Fig. 1):

1. In the occipital cortex of 10-day-old female rats, the acetylcholine concentration was significantly decreased, following maternal deprivation from the 3rd to 10th day of life for 16 h each day. The significant decrease of acetylcholine concentration in the occipital cortex of infantile rats, induced by maternal deprivation, could be prevented by pyridostigmine treatment in neonatal life.

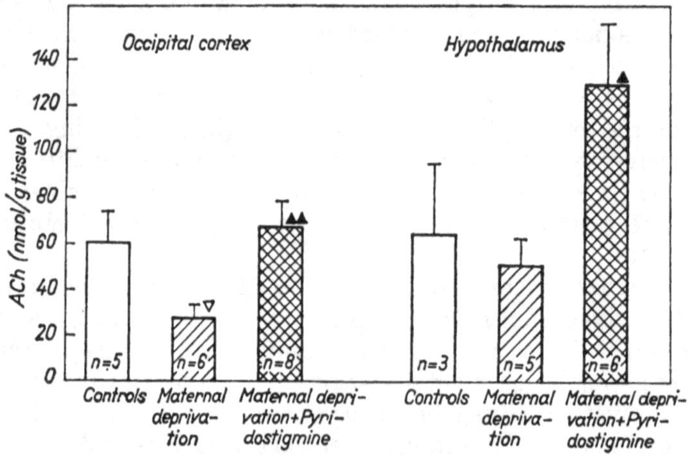

Fig. 1. Acetylcholine concentrations (means ± SEM) in the occipital cortex and hypothalamus of 10-day-old female rats following neonatal deprivation (separation from the mother animals from the 3rd to 10th day of life between 4 p.m. and 8 a.m. each day) or neonatal maternal deprivation plus s.c. pyridostigmine administration (1 µg daily from the 1st to 4th and 5 µg daily from the 5th to 10th day of life).
▽ $p < 0.05$ vs. controls; ▲ $p < 0.05$ and ▲▲ $p < 0.02$ vs. maternal deprivation

2. In the hypothalamus of 10-day-old female rats, the acetylcholine concentration was slightly decreased, following maternal deprivation. Pyridostigmine treatment from the 1st to 10th day of life resulted in a significant increase of the acetylcholine concentration in this brain region of neonatally deprived animals.

In view of these findings, the following conclusions can be drawn: Early maternal deprivation, i.e., psychosocial and nutritional deprivation during neonatal life, results in decreased acetylcholine concentrations in the developing brain. Acetylcholine deficiency, when occurring during brain differentiation (organization), may exert teratogenic effects leading to permanent maldifferentiation (malorganization) in the brain, which is associated with permanent emotional and mental ill-effects [6, 7]. Such acetylcholine deficiency can be attenuated or even completely corrected by an acetylcholinesterase inhibitor (pyridostigmine) administered during brain organization. Pyridostigmine apparently reduces the degradation of acetylcholine in the brain by inhibiting the acetylcholinesterase activity. Subsequently, an increased acetylcholine concentration is found. Hence, acetylcholine concentrations appear to be responsible for brain differentiation.

Interestingly enough, emotional and mental ill-effects based on teratogenic defects of the brain which are produced by abnormalities in the external and/or internal environment, appear to be preventable, at least in part, by correcting pharmacologically abnormal neurotransmitter concentrations during brain development. Finally, it may be mentioned that treatment of neonatal rats or mice with drugs (chlorisondamine or pempidin) which compete with acetylcholine for postsynaptic nicotinic receptor sites prevented the normal development of postsynaptic tyrosine hydroxylase, dopa decarboxylase and dopamine-β-hydroxylase activities in the superior cervical ganglion, reproducing the effects of ganglion decentralization [8].

References

[1] DÖRNER, G.: Hormones and Brain Differentiation. Elsevier, Amsterdam, New York 1976

[2] DÖRNER, G., K. HECHT, and G. HINZ: Endokrinologie **68**, 1–5 (1976)

[3] DÖRNER, G., and E. KAWAKAMI: Hormones and Brain Development. Elsevier/North-Holland Biomedical Press, Amsterdam, New York, Oxford 1978

[4] DÖRNER, G., J. STAUDT, J. WENZEL, R. KVETŇANSKÝ, and K. MURGAS: Endokrinologie **70**, 326–330 (1977)

[5] BLUTH, R., K. LANGNICKEL, K.-H. RAUBACH, and H. FINK: Acta biol. med. germ. **39**, 881–887 (1980)

[6] DÖRNER, G., R. TÖNJES, K. HECHT, G. HINZ, I . POPPE, M. POPPEI, and A. TSAMALOUKAS: Endokrinologie **77**, 101–104 (1981)

[7] TÖNJES, R., K. HECHT, G. HINZ, F. DÖCKE, and G. DÖRNER: Endokrinologie **78**, 1–11 (1981)

[8] BLACK, J. B., and J. A. KESSLER in: Neurosecretion and Brain Peptides. J. B. MARTIN, S. REICHLIN, and K. L. BLICK (Eds.). Raven Press, New York 1981, pp. 287–297

Acta biol. med. germ., Band 41, Seite 725—727 (1982)

Institute of Drug Research, Academy of Sciences of the GDR, 1136 Berlin, GDR

Effects of substance P and shorter analogs on body temperature in the rat

R. Richter and P. Oehme

(Received January 15, 1982)

Summary

The thermoregulatoric effects of intraperitoneally administered substance P (SP_{1-11}) (250 µg/kg), or equimolar quantities of SP_{1-4} and SP_{5-11} were studied in conscious rats at an ambient temperature of 4 °C. SP_{1-11} produced hypothermia, whereas SP_{1-4} and SP_{5-11} had no influence. The hypothermic effect of SP_{1-11} was partially antagonized by naloxone. Thus, an opiate-dependent step seems to be involved in the action of SP_{1-11}.

Introduction

The endogenous undecapeptide substance P

1 2 3 4 5 6 7 8 9 10 11
(Arg-Pro-Lys-Pro-Gln-Gln-Phe-Phe-Gly-Leu-MetNH$_2$)

is widely distributed in the central and peripheral nervous system [1]. Substance P (SP_{1-11}) is mainly localized in the sensory system,, hypothalamus substantia nigra, the myenteric plexuses [1] and in the adrenal gland [2]. Hypotensive and smooth muscle stimulating effects of SP_{1-11} have been reported in the past (for review see [3]). Now, results have been accumulated to identify SP_{1-11} as a transmitter of primary afferent neurons (for review see [4]). Moreover, SP_{1-11} was shown to produce a marked hypothermic effect in mice [5] and rats [6] after intravenous or intraperitoneal injection. The hypothermic effect is dose-dependent and is more pronounced when the animals were maintained in a cold environment (4 °C) [6]. Several thermoregulatory effects of still other peptides (e.g. TRH and beta-endorphin) suggest an opiate-peptide interaction [7, 8].
Here we compare the effects of intraperitoneally (i.p.) injected SP_{1-11} with those of its N-terminal tetrapeptide (SP_{1-4}) and C-terminal heptapeptide (SP_{5-11}) on the body temperature of rats exposed to an ambient temperature of 4 °C.

Materials and methods

Male Wistar rats (220 ± 20 g) caged at 20—22 °C were used. Food and water were available ad libitum.
Rectal temperatures were measured by means of a thermistor probe (inserted about 5 cm into the rectum) and then recorded with a digital temperature recorder (accuracy ± 0.1 °C). Physiological saline, SP_{1-11} (250 µg/kg), or equimolar quantities of SP_{1-4} (107 µg/kg) or SP_{5-11} (141 µg/kg) were injected i.p. Naloxone (4 mg/kg) was injected i.p. 30 min before SP_{1-11} administration. The rectal temperature was recorded at 22 °C immediately before injection and then after having placed the animals in a cold chamber (4 °C) at 60 s intervals for 120 min.

Statistical significance was assessed by using the Mann-Whitney-U-test.
Naloxone was a gift from ENDO Laboratories (USA).

Results and discussion

The effects of i.p. administration of SP_{1-11}, SP_{1-4}, SP_{5-11} and saline on the rectal temperature of rats at an ambient temperature of 4 °C are presented in Fig. 1. The initial values of rectal temperatures were 37.3 to 37.6 °C at 22 °C. Immediately after application, SP_{1-11} caused a shift in body temperature. The temperature decrement reached a maximum of about 5 °C at 120 min after injection ($p < 0.01$). After the cold exposure two of the SP_{1-11} treated animals died without returning to the initial values. Pretreatment with naloxone partially antagonized the hypothermic effect of SP_{1-11} ($p < 0.05$). The rectal temperatures of the rats treated with SP_{1-4} and SP_{5-11} did not significantly differ from controls.

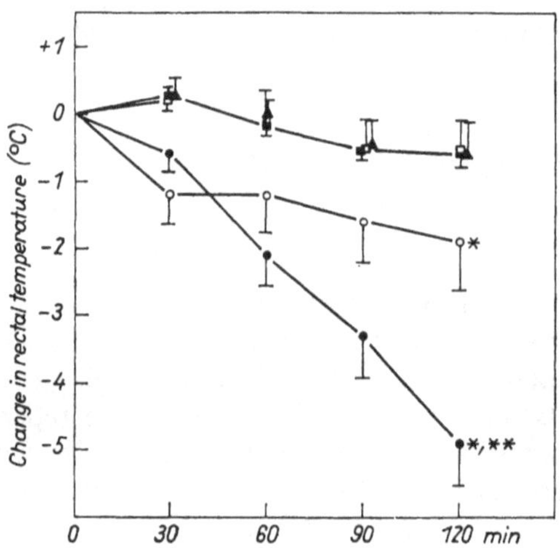

Fig. 1. Time course of the rectal temperature at an ambient temperature of 4 °C after intraperitoneal injection of: 250 µg/kg SP_{1-11} (●, n = 10); 250 µg/kg SP_{-11} after i.p. treatment with 4 mg/kg naloxone (○, n = 4); 107 µg/kg SP_{1-4} (▲, n = 14); 141 µg/kg SP_{5-11} (■, n = 12); or saline (□, n = 6).
Vertical bars represent SEM; significance of differences: $*p < 0.01$ when compared to saline-treated controls, $**p < 0.05$ when compared to naloxone pretreated animals.

These findings indicate that i.p. administration of SP_{1-11} evokes a marked hypothermic response in cold exposed rats, whereas shorter sequences had no effect. The strong decline of the body temperature after SP_{1-11} is an argument to favor a central action of this peptide on the thermoregulatory center in the hypothalamus [5]. This assumption is supported by the fact that SP_{1-11} crosses the blood-brain barrier [9] and occurs naturally in the hypothalamus [1].
Alternatively, the drop in body temperature could be a direct SP_{1-11} effect on the peripheral site of thermoregulation by vasodilatation and/or release of histamine from mast cells. Mazurek et al. [10] found a maximal histamine release also after SP_{1-11}, while two shorter fragments were significantly less potent.

Administration of the opiate antagonist naloxone to rats abolished the SP_{1-11} induced hypothermia. This result seems to be an indication that the endogenous opiate system is involved in mediating the SP_{1-11} effects in thermoregulation. Similar results were obtained for the potent hypothermic peptides bombesin [8] and beta-endorphin [11].

A number of studies indicate that the thermal effects of peptides are modified by several variables. Recently, SP_{1-11} at high doses has been reported to cause hypothermia and at low doses, hyperthermia in cold exposed rats [6]. This confirms the similar findings on morphine and beta-endorphin [12, 13].

Furthermore, the magnitude and direction of the thermal effects of such peptides not only depend on dose or ambient temperature, but also on route of administration, as shown for the SP_{1-11}-related peptides bombesin and neurotensin [8, 14].

The absence of a thermal effect after i.p. administration of SP_{1-4} and SP_{5-11} suggests that the native molecule rather than these two fragments play a role in thermoregulation.

References

[1] LEEMAN, S., and E. A. MROZ: Life Sci. **15**, 2033 (1974)
[2] BUCSIS, A., A. SARIA, and F. LEMBECK: Neuropeptides **1**, 329 (1981)
[3] LEMBECK, F., and G. ZETLER: Substance P, in: International encyclopedia of pharmacology and therapeutics. Section 72. Vol. 1, pp. 29—71. Pergamon Press Ltd., Oxford 1972
[4] NICOLL, R. A., C. SCHENKER, and S. E. LEEMAN: A. Rev. Neurosci. **3**, 227 (1980)
[5] UYENO, E. T., D. CHANG, and K. FOLKERS: Biochem. biophys. Res. Commun. **86**, 837 (1979)
[6] RICHTER, R., P. OEHME, F. T. MARTEN, and M. BIENERT: Pharmazie **37**, 142 (1982)
[7] YEHUDA, S., and A. J. KASTIN: Neurosci. biobehav. Rev. **4**, 459 (1980)
[8] BROWN, M., J. RIVIER, and W. VALE: Life Sci. **20**, 1681 (1977)
[9] STERN, P., and J. HADZOVIC: Archs int. Pharmacodyn. Thér. **202**, 259 (1973)
[10] MAZUREK, N., I. PRECHT, V. I. TEICHBERG, and S. BLUMBERG: Int. J. Neuropharmac. **26**, 1025 (1981)
[11] TSENG, L., H. LOH, and C. H. LI: Biochem. biophys. Res. Commun. **74**, 390 (1977)
[12] ROSOW, C. E., J. M. MILLER, E. W. PELIKAN, and J. COCHIN: J. Pharmac. exp. Ther. **213**, 273 (1980)
[13] HOLADAY, J. W., H. H. LOH, and C. H. LI: Life Sci. **22**, 1525 (1978)
[14] MASON, G. A., C. B. NEMEROFF, D. LUTTINGER, O. L. HATLEY, and A. J. PRANGE: Regulatory Peptides **1**, 53 (1980)

Acta biol. med. germ., Band 41, Seite 729—732 (1982)

Institute of Pharmacology and Toxicology,
Medical Academy "Carl Gustav Carus" Dresden,
8010 Dresden, DDR

The effect of piracetam on posthypoxic dopamine release inhibition

CH. WUSTMANN, H.-D. FISCHER, and J. SCHMIDT

(Received January 21, 1982)

Summary

Subsequently to a hypoxic exposure of adult rats the stimulus induced release of dopamine from striatum slices is inhibited for several days. Depending on the treatment with piracetam the restitution of this inhibition is accelerated manifold, though piracetam does not prevent the acute effect of hypoxia on dopamine release. The particular hypoxia related vulnerability of the potassium evoked dopamine release and the time course of piracetam effect obviously point to drug induced anabolic processes rebuilding vesicle storage sites.

Introduction

Nootropic drugs like piracetam enhance the resistance of the brain to persistent physical and chemical injuries particularly to hypoxia [1]. Most antihypoxic effects were seen in animal models of acute cerebral failure [2, 3]. In an attempt to justify a situation which might correspond more closely to chronic illnesses we investigated the effect of piracetam on long-lasting posthypoxic changes of stimulated dopamine release from rat striatum slices.

Materials and methods

Hypoxia exposure

Adult wistar rats from a colony bred of our laboratory (180—220 g) were kept under standard environmental conditions and fed pellets and water ad libitum (16.00 h to 7.00 h). Hypobaric hypoxia exposures (7.00 h to 16.00 h) were conducted in a decompression chamber changing the hypobaric volume (about 5 l/animal) at least ten times an hour by use of an air pump. Atmospheric pressure was controlled manometrically.

Drug treatment

Piracetam obtained from VEB Pharmazeutisches Kombinat GERMED (Dresden) was applied subcutaneously (100 mg/kg, twice a day). The drug treatment started 14 days before, 7 days before or at the very beginning of the hypoxic exposure and was preserved until the animals were killed. Control groups were treated with isotonic saline (2.5 ml/kg, twice a day) starting 14 days before hypoxic exposure or were treated equally with piracetam but maintained under normal atmospheric conditions. The last injection always was given 16 h before killing.

Dopamine release

For examining the dopamine release from striatum slices by a superfusion technique [4] the animals were sacrificed 16 h after the cessation of hypoxic exposure with the exception of such experiments concerning the restitution time. Slices of striatum were loaded with [^{14}C] dopamine (0.03 mmol/l; the Radiochemical Centre, Amersham; spec. act. 2.2 GBq/mmol) by incubation for 30 min. After washing they were transferred to the experimental chamber and superfused. Stimulation of striatum slices was induced for 30 s by K^+ (14 mmol/l), by amphetamine (10^{-2} mmol/l) or by using an electrical field of rectangular pulses (2 ms duration, 30 Hz, 24 mA).

Results are expressed as fractional efflux rates [5]. All values are means ±SEM; n = number of experiments. Data were analyzed by a Student's *t*-test.

Results and discussion

Subsequently to a hypoxic exposure of the animals the evoked transmitter release from striatum slices is inhibited up to a minimum level which depends on the intensity and duration of hypoxia (Table 1). In comparison with the electrically or chemically (amphetamine) induced release the potassium stimulated efflux, which seems to be especially of vesicular origin [6], is reduced most pronounced indicating a specific vulnerability of different storage sites and deposition spaces of the transmitter.

Regardless of the stimulus tested the posthypoxic dopamine release inhibition is restituted within a few days. Each kind of stimulated release reaches normal levels again at the same time for which in Fig. 1 the individual stimulus related results (K^+, amphetamine, electrical field) are summarized. The longer the exposition time and the greater the extent of a hypobaric hypoxia, that means the more decreased dopamine release results from this treatment, the longer lasts the following restitution time (Fig. 1). While the effect of a 9 h exposure to 7200 m high altitude hypoxia is restored within 80 h, the recovery takes five days following a 36 h exposure to equal hypoxic conditions.

The restitution of posthypoxic dopamine release inhibition is highly accelerated when the animals received piracetam according to the conditions described in the legend of Fig. 2. The acute effects of hypoxia on stimulated dopamine release

Table 1

Posthypoxic inhibition of stimulated dopamine release from rat striatum slices

Degree of hypoxia		Fractional efflux rate (%) ($\bar{x}$ ± S.E.M.) evoked by		
% O_2	Exposition time (h)	K^+	Electric field	Amphetamine
21 (control)	4.5–36	1.56 ± 0.12 (10)	0.85 ± 0.07 (10)	1.86 ± 0.24 (10)
16	18	1.40 ± 0.07 (4)	–	–
9	9	0.81 ± 0.06* (5)	0.57 ± 0.06* (5)	1.12 ± 0.13* (4)
9	18	0.44 ± 0.06* (5)	0.42 ± 0.04* (5)	0.78 ± 0.08* (5)
9	36	0.31 ± 0.03* (9)	0.36 ± 0.04* (7)	0.70 ± 0.12* (7)
5	4.5	0.50 ± 0.04* (5)	–	–

* $p < 0.0001$ compared with controls; in ( ): number of experiments

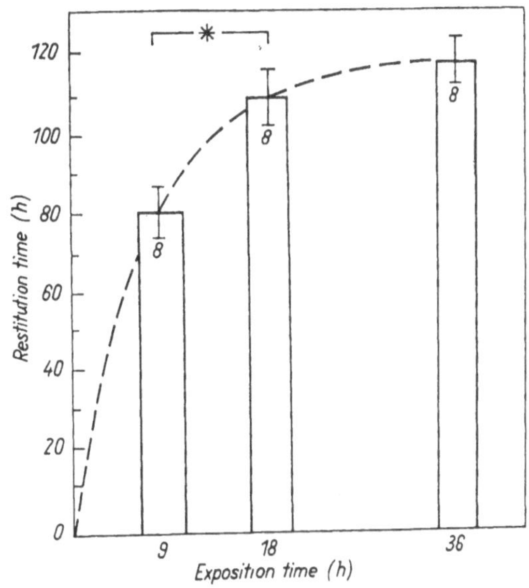

Fig. 1. Restitution of posthypoxic dopamine release inhibition following hypobaric hypoxia corresponding to 40 kPa (300 mm Hg) barometric pressure (equivalent to 7200 m altitude or 9% O_2).
Each column represents the mean ±S.E.M. The asterisk denotes significant difference; $p < 0.001$. Number of experiments in the columns.

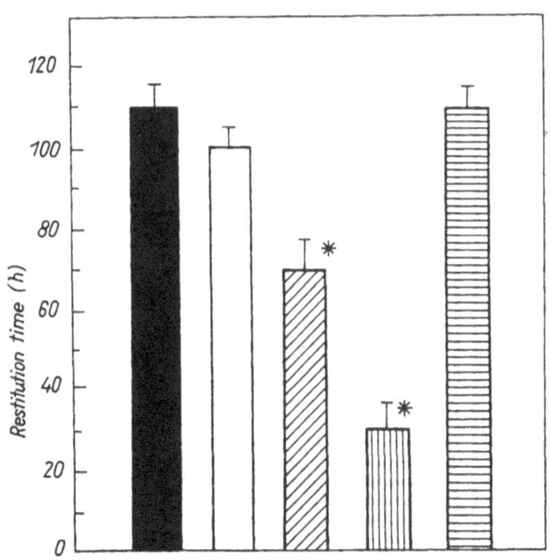

Fig. 2. Acceleration by piracetam of the restitution of posthypoxic dopamine release inhibition after an 18 h hypoxic treatment corresponding to 40 kPa barometric pressure.
Piracetam treatment started 14 days before ▥, 7 days before ▨ or at the very beginning □ of the hypoxic exposure and was preserved until the animals were killed. Animals of a control group were treated with isotonic saline ■ starting 14 days before hypoxic exposure. The results (means ± S.E.M.) were compared with the pure restitution time of a group only treated with hypobaric hypoxia ▤. $^{*}p < 0.001$; n in each case = 8

are not prevented by piracetam but the drug treatment restitutes the decreased release function rapidly. In control animals maintained with normal atmospheric conditions, a comparable treatment with piracetam does not influence the evoked transmitter release. Regarding the long-lasting posthypoxic changes of the stimulated dopamine release, piracetam does not prevent this hypoxia induced injury itself but shortens its duration probably by increasing anabolic processes which could result directly or indirectly in an intensified rebuilding of vesicle storage sites.

References

[1] GIURGEA, C., and M. SALAMA: Neuro-Psychopharmacology **1**, 235 (1977)
[2] MORETTI, A.: Arzneimittel-Forsch. **29**, 1213 (1979)
[3] ROSSIGNOL, P., and M. EBIGWEI-IBRU: Trends pharmac. Sci. **7**, 287 (1980)
[4] SCHMIEDER, S., E. RUDOLPH, and H.-D. FISCHER: Acta biol. med. germ. **37**, 1707 (1978)
[5] STARKE, K., W. REIMANN, A. ZUMSTEIN, and G. HERTTING: Naunyn Schmiedebergs Archs Pharmac. **305**, 27 (1978)
[6] RAITERI, M., F. CERRITO, A. M. CERVINO, and G. J. LEVI: J. Pharmac. exp. Ther. **208**, 195 (1979)

Buchbesprechungen

Acta biol. med. germ., 41 (1982) 7/8,

E. Carafoli und G. Semenza (Hrsg.): Membrane Biochemistry.
A Laboratory Manual on Transport and Bioenergetics.
Springer-Verlag, Berlin, Heidelberg, New York, 1979
175 Seiten, 45 Abbildungen

Wie kaum ein anderes Gebiet hat die Membranbiochemie in den letzten Jahren an Bedeutung gewonnen und wesentliche Impulse für die Entwicklung der gegenwärtigen Vorstellungen zum Mechanismus der Transportvorgänge und Energietransformationen lebender Systeme geliefert. Dem sich daraus ableitenden Bedürfnis nach Information über die Untersuchungsmethoden des Membrantransports und der Membranbioenergetik entspricht das vorliegende Laboratoriumshandbuch, das eine Reihe von ausgewählten Experimenten in Form von Versuchsprotokollen vorstellt. Dabei flossen die bei den FEBS-Advanced-Kursen 1975–78 an der ETH Zürich gewonnenen Erfahrungen der Autoren bei der kursmäßigen Ausführung der Versuche ein.

Die Auswahl der Komplexe führte zu einer Kombination von bereits klassischen Versuchen, für die in den meisten Labors apparative Voraussetzungen bestehen, und moderneren Experimenten, die spezielle Ausrüstungen erfordern. Im einzelnen beschäftigen sich die 17 Kapitel des Buches mit Nichtelektrolyt-, Na^+/K^+-, H^+-, Ca^{++}- und Anionentransporten. Gemessen werden u. a. kinetische und spektralphotometrische Eigenschaften, Membran- und Redoxpotentiale sowie die Wirkung von Ionophoren. Immunologische Fragen werden nicht behandelt. Als Untersuchungsobjekte dienen intestinale Bürstensaumvesikel, Erythrozyten und Ghosts, Mitochondrien und submitochondriale Vesikel, sarkoplasmatische Membranen, Chloroplasten, verschiedene Mikroorganismen sowie künstliche Lipidmembranen und Vesikel.

Die knapp formulierten Protokolle bestehen aus theoretischer Einführung, Zusammenstellung der erforderlichen Ausrüstungen, ausführlichem experimentellem Teil, Auswertung und Interpretation der Ergebnisse sowie Literaturangaben. Durch die übersichtliche und lückenlose Darstellung der präparativen und analytischen Arbeitstechniken ist das Buch hervorragend geeignet, dem auf dem Gebiet der Membranbiochemie Tätigen die Einarbeitung in die eine oder andere experimentelle Technik zu erleichtern. Es fehlen auch nicht Hinweise auf die möglichen Fehlerquellen und Schwierigkeiten der einzelnen Methoden. Als systematische Einführung in die modernen experimentellen Verfahren des Fachgebietes ist das vorliegende Buch offensichtlich nicht gedacht. Davon zeugen die voneinander unabhängigen Versuchskomplexe und das Fehlen eines Registers. Die Methodensammlung, die bestimmten Fragestellungen angepaßt ist, stellt für den Anfänger und den Fortgeschrittenen eine Fundgrube dar und liefert wertvolle Anregungen für die Lösung der unterschiedlichsten Probleme der Membranbiochemie. Man kann sicher sein, daß das Buch seine Nützlichkeit vor allem im Labor beweisen wird. D. Luppa (Leipzig)

J. W. Corcoran (Ed.): "Antibiotics" Vol. IV. Biosynthesis.
Springer Verlag, Berlin, Heidelberg, New York 1981
380 Seiten

Das rasche Anwachsen der Kenntnisse über die Wirkungsweise und Biochemie der Antibiotika veranlaßte den renommierten Verlag eine bereits 1975 und 1979 herausgegebene und erweiterte Serie über Antibiotika 1981 wiederum auf den neuesten Stand zu bringen. So wird im nun vorliegenden Band „Biosynthese" die Literatur bis 1978, teilweise bis 1979 berücksichtigt.

Es werden vor allem Antibiotika besprochen, bei denen experimentelle und theoretische Fortschritte bei der Interpretation ihrer Biosynthese vorliegen und die sich als wertvolle Agentien in der Forschung erwiesen, aber auch sehr praktische medizinische Bedeutung haben. So werden besprochen von C. R. Hutchinson Tetrazykline und Anthrazykline, von G. Lancini und M. Grandi Ansamyzine, von J. W. Westley Polyäther-Antibiotika, von C. J. PEARCE und K. L. RINEHART, Jr. Aminozyklitol-Antibiotika, von J. O'SULLIVAN und E. P. ABRAHAM β-Laktam-Antibiotika, von U. HORNEMANN und D. A. HOPWOOD Methylenomyzin A, von J. W. CORCORAN Biochemische Mechanismen der Biosynthese von Erythromyzinen, von S. OMURA und A. NAKAGAWA 16-Ring-Makrolide, von H. G. FLOSS und CHING-JER CHANG die Biosynthese ungewöhnlicher Makrolide, von H. G. FLOSS Isochromanchion-Antibiotika und einige aromatische Antibiotika, von L. H. HURLEY und M. K. SPEEDIE Pyrrolo(1,4)benzodiazepine, von U. HORNEMANN die Biosynthese von Mitomyzinen und Streptozocin, von K. KURAHASHI Peptid-Antibiotika und von R. J. SUHADOLNIK Nukleosid Antibiotika.

Die Artikel sind von erstklassigen Kennern der Materie flüssig geschrieben, so daß das gesamte Buch wie aus einem Guß erscheint. Die komplizierten Formelbilder sind exakt. Es wird deutlich, welch enorme Fortschritte bei der Aufklärung biosynthetischer Wege der Einsatz neuer physikalisch-chemischer Techniken gebracht hat (Isotopen-Untersuchungen, ^{13}C-NMR, Massenspektrometrie, UV, IR, verschiedene Arten der chromatographischen Trennung, chemischer Abbau und chemische Partialsynthese, Röntgenstruktur-Untersuchungen), aber auch welche große Rolle geeignete Bakterien-Mutanten spielen und welche theoretische Arbeit geleistet wurde (und noch zu leisten ist), um die manchmal überraschenden und komplizierten Biosynthesewege aufzuklären. Das Buch bietet aber auch zukunftsweisende Strategien an: nämlich die Notwendigkeit der genetischen Analyse und später Kontrolle der Antibiotika-produzierenden Bakterien-Stämme (ein Beispiel wird mit Methylenomyzin A besprochen).

Sowohl der „Laie" als auch der Fachmann werden das Buch mit großem Gewinn lesen.

G. KOWOLLIK (Berlin-Buch)

СОДЕРЖАНИЕ

CONTENTS

INHALT

Bezugsmöglichkeiten

Bestellungen sind zu richten:

– **in der DDR** an eine Buchhandlung oder an den AKADEMIE-VERLAG, DDR-1086 Berlin, Leipziger Str. 3–4

– **im sozialistischen Ausland** an eine Buchhandlung für fremdsprachige Literatur oder an den zuständigen Postzeitungsvertrieb

– **in der BRD und Berlin (West)** an eine Buchhandlung oder an die Auslieferungsstelle KUNST UND WISSEN, Erich Bieber OHG, D-7000 Stuttgart 1, Wilhelmstr. 4–6

– **in den übrigen westeuropäischen Ländern** an eine Buchhandlung oder an die Auslieferungsstelle KUNST UND WISSEN, Erich Bieber GmbH, CH-8008 Zürich, Dufourstraße 51

– **im übrigen Ausland** an den Internationalen Buch- und Zeitschriftenhandel; den Buchexport, Volkseigener Außenhandelsbetrieb der Deutschen Demokratischen Republik, DDR-7010 Leipzig, Postfach 160, oder an den AKADEMIE-VERLAG, DDR-1086 Berlin, Leipziger Str. 3–4

FSC www.fsc.org
MIX
Papier | Fördert gute Waldnutzung
FSC® C083411

Zeitfracht Medien GmbH
Ferdinand-Jühlke-Straße 7
99095 Erfurt, Deutschland
produktsicherheit@kolibri360.de